"隔山打瘤"无形刀
漫话聚焦超声消融术

主　编　杨利霞　许永华
参编人员　邝岚琼　程　禹

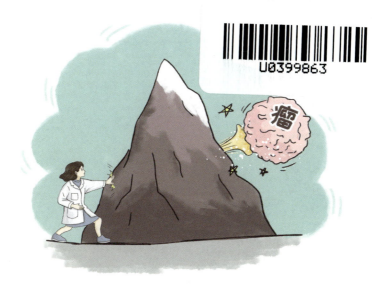

复旦大学出版社

主编简介

杨利霞

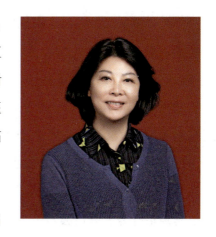

医学博士，主任医师，副教授，硕士生导师。复旦大学附属徐汇医院/上海市徐汇区中心医院放射科和影像介入科副主任，中国医师协会微无创医学专业委员会临床研究与质控专业委员会委员，中华放射学会第12届青年委员，中华放射学会磁共振学组第13届通讯委员，中华放射学会第14届磁共振专业委员会精神影像与脑功能学组委员，《磁共振成像》杂志社共识指南和人工智能委员会第1届委员。从事医学影像诊疗、教学及科研20余年。擅长聚焦超声消融治疗良、恶性肿瘤及神经系统的影像诊断及研究。完成世界首例5G聚焦超声远程手术。主持及参与国家自然科学基金及省部级科研项目10余项。发表论文40余篇，著书6部，其中英文版专著由Springer Nature出版发行。2016年获上海市住院医师规范化培训"优秀带教老师"称号。2013年及2018年获复旦大学上海医学院"优秀带教老师"称号。

主编简介

许永华

医学博士，博士后，主任医师，教授，博士生导师。复旦大学附属徐汇医院/上海市徐汇区中心医院放射科和影像介入科主任，国际微无创医学会理事会常务理事，中国医师协会微无创医学专业委员会常务委员，中国抗癌学会肿瘤超声治疗专业委员会常务委员， 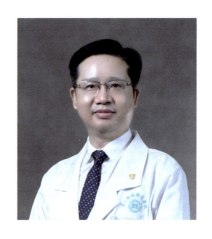 中国超声医学工程学会超声治疗和效应专业委员会副主任委员。主要研究方向：医学影像诊断和肿瘤的微无创介入治疗、功能 MRI 和人工智能影像学。完成世界首例 5G 聚焦超声远程手术。已在国际期刊和国内核心学术期刊发表论文 100 余篇（SCI 收录 32 篇），主编专著 3 部，其中英文版专著由 Springer Nature 出版发行。2016 年获上海市产学研医合作优秀项目奖特等奖；2018 年获省部级科技进步奖二等奖；2017 年和 2019 年分别获复旦大学医学院"优秀带教老师"和住院医师基地"优秀管理者"称号。

序　言

非常荣幸能为复旦大学附属徐汇医院/上海市徐汇区中心医院放射科及影像介入科的杨利霞主任医师和许永华教授主编的新书《"隔山打瘤"无形刀：漫话聚焦超声消融术》撰写序言。

本书由杨主任和许教授联袂主编，复旦大学出版社出版。两位主编在聚焦超声消融术的临床研究和治疗领域积累了超过15年的丰富经验。高强度聚焦超声（high intensity focused ultrasound，HIFU）消融技术自应用于临床30余年来，经过不断的研究和完善，已在全球范围内广泛应用于多种良、恶性肿瘤的治疗，如子宫肌瘤、胰腺癌、肝肿瘤、骨肿瘤、乳腺癌等，其无创、精准的治疗特性，尤其在子宫肌瘤治疗方面，已成为一种推荐可选择的疗法。值得一提的是，2019年10月14日，主编团队成功实施了世界首例5G聚焦超声远程手术。这一里程碑式的事件为医患双方开辟了全新的治疗模式，彰显了远程医疗的巨大潜力。

随着科技的不断进步，聚焦超声治疗技术也日新月异。现今，科学家们通过不懈努力，实现了更精确的聚焦和更低功率输出的低强度聚焦超声治疗技术，使得治疗更加安全、有效，且避免了传统手术的创伤性。同时，聚焦超声神经调节治疗也在神经系统疑难杂症的治疗中得到广泛应用。此外，我们有幸与许教授和杨主任合作，探索使用低强度聚焦超声治疗法激活休眠卵泡，助力不孕女性实现怀孕。初步的临床试验结果令人鼓舞，显示了其良好的应用前景。

在此，我要感谢杨主任和许教授为科学和社会做出的贡献，以及他们在繁忙的科研与临床工作之余，抽空撰写本书。他们的努力和奉献，必将为聚焦超声消融术的发展和普及注入新动力。

本书的标题和内容兼具幽默与深刻，以浅显易懂的语言，辅以丰富的图表和案例，引领读者轻松探索科学的奥秘。本书不仅适合普通读者了解聚焦超声消融术的基本原理和应用，也为专业科研人员提供了宝贵的参考资料和启发。

期待本书能为读者带来知识与启迪，同时，我也希望聚焦超声消融术在未来能够带给更多患者希望与康复。

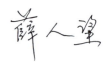

美国斯坦福大学医学院妇产科终身教授

前　言

在医学领域日新月异的发展中，我们见证了从传统的开腹手术到腹腔镜、宫腔镜、经阴道手术、介入疗法等微创技术的演进。尽管这些治疗方法创伤较小，但仍然属于有创治疗，会对患者的身体造成一定伤害。人类长久以来的梦想是寻找一种真正无创的治疗方法。在这个探索过程中，聚焦超声技术的出现，似乎让这个梦想触手可及。这种技术无需使用刀和针，通常也无需麻醉，治疗过程中患者只需轻松地躺着，1～3小时即可完成治疗。治疗后，患者可以在短时间内恢复正常生活和工作。聚焦超声消融术被誉为"绿色疗法"，因其具有不开刀、不流血、无瘢痕且保留患者器官的特点，尤其在子宫肌瘤、子宫腺肌病、肝癌、胰腺癌、肾癌等良、恶性肿瘤治疗中展现出显著效果。

复旦大学附属徐汇医院/上海市徐汇区中心医院自2008年起就在国内率先开展磁共振引导下高强度聚焦超声治疗肿瘤，如今已经形成了超声引导下超声消融无创治疗特色，成功治疗了来自世界各地的患者。经过10余年的实践，我们积累了丰富的聚焦超声消融术的临床应用经验。尽管超声消融术发展迅速，但公众对这项技术的了解仍然有限。为增进大众对这项技术的认识，了解其疾病应用范围和未来发展趋势，我们编写了此书。

本书通过漫画和对话形式，介绍了聚焦超声消融术的基本知识、治疗的安全性、术前准备、术中和术后的常见问题及注意事项，以及聚焦超声消融术的应用前景。特别是该技术在子宫良性疾病及实体、恶性肿瘤治疗中的应用，都进行了详细讲解。我们力求使内容通俗易懂、趣味性和可读性强。希望本书能让大众深入了解这项无创"绿色疗法"，为更多人提供治疗选择和帮助。

目　录

第一章
"隔山打瘤"无形刀
聚焦超声消融术概述

1. 聚焦超声消融术是什么？为什么它被称为"无形刀"？………… 002
2. 聚焦超声消融术可以治疗哪些疾病？……………………………… 004
3. 聚焦超声消融术可以完全不动刀、不留疤吗？………………… 007
4. 聚焦超声消融术安全可靠吗？…………………………………… 009
5. 聚焦超声消融术会损伤正常组织吗？…………………………… 011
6. 如何判断术后肿瘤等病灶已经"化为无形"？………………… 012
7. 被"煮熟"的坏死组织哪儿去了？……………………………… 013
8. 聚焦超声消融术会失败吗？……………………………………… 014
9. 聚焦超声消融术有副作用吗？…………………………………… 015
10. "海扶刀"和聚焦超声消融术是一回事吗？…………………… 017
11. "磁波刀"与"海扶刀"有什么区别？………………………… 018
12. 聚焦超声消融术为何普及率还不高？…………………………… 020

第二章
知己知彼　百战百胜
聚焦超声消融治疗的术前、术中和术后

术前

⑬ 做聚焦超声消融术必须住院吗？一般治疗几次？ ……………… 026

⑭ 聚焦超声消融治疗术前要做哪些准备？
为什么要做磁共振检查和进行憋尿训练？ ……………… 027

⑮ 皮肤瘢痕会影响治疗效果吗？ ……………………………… 029

术中

⑯ 聚焦超声消融术与传统手术有什么差别？ …………………… 030

⑰ 聚焦超声消融的治疗流程是怎样的？痛吗？ ………………… 032

⑱ 做聚焦超声消融术需要多长时间？ …………………………… 033

术后

⑲ 术后可能出现哪些反应？注意事项有哪些？ ………………… 034

⑳ 术后需休息多久？有饮食禁忌吗？可以运动吗？ …………… 037

㉑ 术后多长时间到医院复查？如果复发，该怎么办？ ………… 038

第三章
保护女性的"神奇花园"
聚焦超声消融术在子宫良性疾病治疗中的应用

共同问题解答

㉒ 聚焦超声消融术可以治疗哪些子宫良性疾病？优点有哪些？ …… 043

㉓ 子宫良性疾病患者取环或人流后，
多久可以做聚焦超声消融术？ ……………………………… 044

㉔ 子宫良性疾病患者接受聚焦超声消融术后，
下腹部、臀部或骶尾部疼痛怎么办？ …………………… 045

㉕ 子宫良性疾病患者接受聚焦超声消融术后，
会出现阴道流血、流液吗？ ……………………………… 046

㉖ 子宫良性疾病患者接受聚焦超声消融术后会影响生育吗？
会引起月经周期的变化吗？ ……………………………… 047

㉗ 子宫良性疾病患者接受聚焦超声消融术后，多久可以有性生活？
多长时间后可以备孕或放置宫内节育器？ …………… 048

子宫肌瘤

㉘ 子宫肌瘤治疗方法五花八门，如何选择？ ……………… 051

㉙ 哪些子宫肌瘤适合聚焦超声消融治疗？哪些不适合？………… 053

㉚ 聚焦超声消融治疗后子宫肌瘤会马上消失吗？…………… 054

㉛ 聚焦超声消融治疗子宫肌瘤后，肌瘤会缩小多少？………… 056

㉜ 聚焦超声消融治疗后，子宫肌瘤会复发吗？………………… 057

㉝ 适用聚焦超声消融治疗的子宫肌瘤最大是多大？…………… 058

㉞ 聚焦超声消融术是否会引起细胞癌变？
术后坏死的肌瘤组织对人体有危害吗？…………………… 060

子宫腺肌病

㉟ 子宫腺肌病有哪些治疗方法？适用于聚焦超声消融治疗吗？…… 063

㊱ 聚焦超声消融治疗子宫腺肌病效果如何？能根治吗？………… 065

㊲ 弥漫型子宫腺肌病可以用聚焦超声消融治疗吗？…………… 067

㊳ 子宫腺肌病患者做了聚焦超声消融术后，还需要吃药、打针吗？… 068

㊴ 子宫腺肌病患者做了聚焦超声消融术后，
痛经等症状多久可以得到改善？…………………………… 069

其他疾病

㊵ 剖宫产瘢痕部位妊娠可以用聚焦超声消融治疗吗？………… 072

㊶ 腹壁子宫内膜异位症可以用聚焦超声消融治疗吗？………… 074

㊷ 胎盘植入可以用聚焦超声消融治疗吗？……………………… 075

第四章
黑暗中的一支火炬
聚焦超声消融术在恶性肿瘤治疗中的应用

- ㊸ 聚焦超声消融术这把"无形刀"如何治疗恶性肿瘤？……………… 081
- ㊹ 恶性肿瘤多发、易复发，聚焦超声消融术是否可以替代重复开刀？………………………………………………… 082
- ㊺ 聚焦超声消融治疗恶性肿瘤，需要联合其他治疗方式吗？……… 083

可以用聚焦超声消融治疗的恶性肿瘤

- ㊻ 胰腺癌……………………………………………………… 086
- ㊼ 肝癌………………………………………………………… 089
- ㊽ 肝脏多发性转移瘤………………………………………… 090
- ㊾ 前列腺癌…………………………………………………… 091
- ㊿ 乳腺癌……………………………………………………… 095
- 51 肾癌………………………………………………………… 098
- 52 骨转移瘤骨痛……………………………………………… 100
- 53 恶性骨肿瘤………………………………………………… 101
- 54 侵袭性纤维瘤……………………………………………… 102
- 55 恶性肿瘤淋巴结转移……………………………………… 103

第五章
未来可期
聚焦超声消融术的应用前景

- **56** 聚焦超声消融术可以远程治疗吗？ ································ 106
- **57** 聚焦超声治疗可以助孕吗？ ··· 109
- **58** 聚焦超声消融术可以治疗特发性震颤吗？ ···················· 110
- **59** 聚焦超声消融术可以用于减肥吗？ ······························· 112
- **60** 聚焦超声消融术未来还可以应用到哪些方面？ ·············· 113

导　读

手术一定要"开膛破肚"吗？

"伤害人体的疾病，需要用对人体伤害更小的方法来治疗"——现代医学之父威廉·奥斯勒（William Osler）爵士的这句名言，是医护人员和患者们的共同梦想。

随着医学科技的创新发展，从早期的开腹手术，到如今的腹腔镜技术、宫腔镜技术、介入疗法等，手术对患者的创伤大幅度减少。

近年来，聚焦超声技术的出现，更是让人类越来越接近无创治疗这个梦想。

第一章

"隔山打瘤"无形刀

聚焦超声消融术概述

"隔山打瘤"无形刀
漫话聚焦超声消融术

1 聚焦超声消融术是什么?为什么它被称为"无形刀"?

聚焦超声消融术是利用超声波的**方向性、组织穿透性、聚焦性**特点,将B超或磁共振成像(magnetic resonance imaging, MRI)监测和超声治疗融合在一起,在影像实时监控的同时将超声波聚焦于病灶,从体外消融体内病灶的治疗方式。

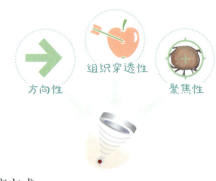

超声波经过人体正常组织时几乎对人体无伤害。"超声消融"是用超声波代替手术刀,是一种新的不开刀、不穿刺的非侵入性治疗方法,故被称为"无形刀"。

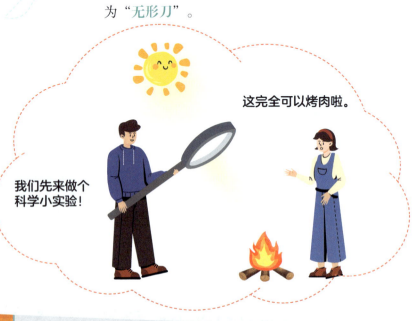

第一章 "隔山打瘤"无形刀

放大镜聚焦太阳光可以点燃火柴!

"聚焦超声消融术"用的就是这个原理。

用专业设备从体外把超声波精准聚焦于体内肿瘤等病灶位置,通过焦点处产生的瞬间高温(60～100℃),把肿瘤组织"煮熟""灭活"。

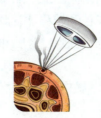
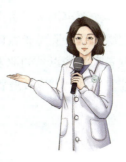

超声波在"煮熟"肿瘤的同时,会不会把附近的皮肉也"烤熟"啊?

聚焦超声消融术所用的超声波与平时做B超所用的超声波是一样的。超声波是一种机械波,没有辐射,也就不会有辐射带来的相应副作用。

太阳光聚焦的焦点能达到很高的温度,但在它通过的地方,它是没有"杀伤性"的。

聚焦超声消融术也是用的这个原理!

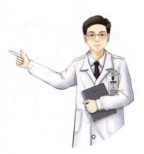

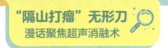

2 聚焦超声消融术可以治疗哪些疾病？

聚焦超声消融术可用于治疗各种实体病灶和肿瘤，如子宫肌瘤、子宫腺肌病、腹壁子宫内膜异位症、胎盘植入、剖宫产瘢痕妊娠、除颅骨和脊柱以外的原发性和转移性骨肿瘤、胰腺癌、腹膜后或腹盆腔实体肿瘤，以及肝脏、乳腺、肾脏和软组织的良、恶性肿瘤。

聚焦超声消融术的全球首例病种治疗

1997年 骨肿瘤

1998年 肝癌、乳腺癌

2000年 子宫肌瘤、外阴白色病变、肾癌、胰腺癌

2004年 宫颈炎

2008年 子宫腺肌病

2011年 胎盘植入

2012年 剖宫产瘢痕妊娠

2014年 前列腺癌

2019年 特发性震颤

2021年 帕金森病

第一章 "隔山打瘤"无形刀

聚焦超声消融术在癌性疼痛、前列腺癌/前列腺增生、膀胱癌、黑色素瘤、良性甲状腺结节、功能性神经疾病（特发性震颤、帕金森病）等领域的临床科研应用亦在我国陆续开展。聚焦超声消融术还可用于周围神经性疼痛，如小关节性背痛、三叉神经痛等，欧洲、俄罗斯等国家和地区批准了该临床应用。

聚焦超声消融术仍有诸多应用尚处于探索阶段，例如：激活卵泡助孕；闭塞血管的功能可用于脑血管畸形的治疗；帮助药物透过血脑屏障；通过形成胶束纳米结构，增强药物抗肿瘤作用；通过刺激肝脏中特定的神经，实现血糖正常化，从而治疗糖尿病；在免疫调节、放化疗增强作用等领域也具有应用价值。

2019年我国已经实现了世界首例5G聚焦超声远程治疗，为跨地区、跨国远程聚焦超声消融治疗奠定了基础。

总的来说，聚焦超声消融术提供了一种新的无创治疗模式，其安全性、有效性得到越来越广泛的认可，临床应用范围不断拓展，且有着广泛的科学研究前景，值得进一步深入探索。

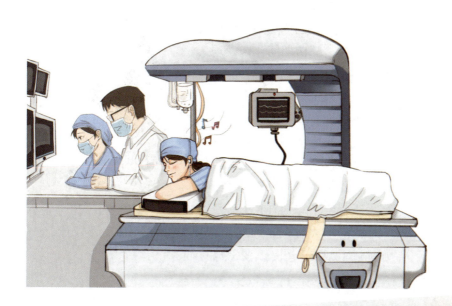

"隔山打瘤"无形刀
漫话聚焦超声消融术

生活案例

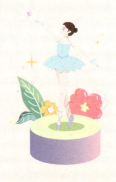

小熊本该像八音盒上的芭蕾舞者般站在最绚丽的舞台翩翩起舞,可偏偏噩梦降临,8岁时她确诊患上骨肿瘤,在当地医院进行了肿瘤切除术。1年后肿瘤复发,医生建议截肢,但小熊父母万般不忍。后来小熊一家人辗转求医,最终来到了重庆的一家医院。因为他们听说这里有一种新技术——像一把看不见的"刀"能让肿瘤消失于无形。

这种神奇的新技术就是"聚焦超声消融术"。医生根据小熊的情况制订了具体治疗方案。在超声实时监控下,通过热消融来实现从体外无创"切除"体内肿瘤的目的。随访期间,未发现局部复发。

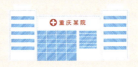

聚焦超声消融术

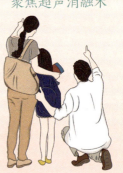

如今已是术后20余年了,小熊不仅拥有美满的家庭和健康的宝宝,还换了一种方式重新站上舞台——通过媒体报道和自媒体宣传,将自己的故事讲述给更多人听,给予与她有相似经历的人治疗的动力与希望!她感谢聚焦超声消融术,不仅让她逃过了截肢,更是改变了她的命运。

第一章 "隔山打瘤"无形刀

聚焦超声消融术可以完全不动刀、不留疤吗？ ③

你这是在做白日梦吧！

梦还是要有的，万一实现了呢。

手术完全不动刀、不留疤，已然不是梦！

不用一根针，不用一把刀，很多情况下还无需使用麻醉药，患者仅在镇痛剂"帮助"下，就能放松地接受治疗。

聚焦超声消融术已经把这种真正的无创治疗带到了我们身边。

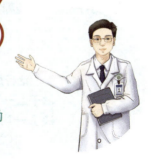

整个治疗过程通常持续1~3小时，不仅不用"开膛破肚"，也不用局部穿刺，**完全在体外操作**。

治疗过程中不流血，术后经2小时的观察，患者就可以下地活动。治疗后，1天左右就可恢复正常生活。术区皮肤也无瘢痕。

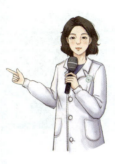

【听"过来人"说说聚焦超声消融术】

整个治疗就像在美容院做了一次SPA（按摩）。

治疗子宫肌瘤时偶尔有类似痛经的感觉，可以忍受。治疗过程中感受到了医学人文关怀。

治疗后恢复很快，第2天就和正常人差不多了；肚子上一个针眼也没有，完全想象不到昨天刚刚"解决了一个大问题"。

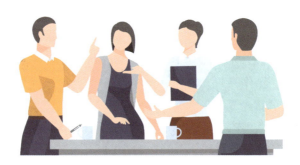

第一章 "隔山打瘤"无形刀

聚焦超声消融术安全可靠吗？ ④

聚焦超声消融术的发明历经数十年，正式应用于临床治疗也已有 20 余年。目前在子宫肌瘤、子宫腺肌病、胰腺癌、肝癌、前列腺癌和前列腺增生等疾病的治疗上，这项技术是成熟的。

这一技术和设备，现已广泛应用于许多医院及科室。

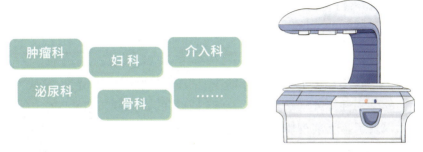

- 肿瘤科
- 妇科
- 介入科
- 泌尿科
- 骨科
- ……

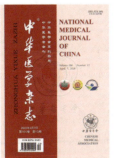

《高强度聚焦超声肿瘤治疗系统临床应用指南》（试行）早在 2005 年就已发布。

高强度聚焦超声肿瘤治疗系统临床应用指南（试行）

【编者按】为了规范高强度聚焦超声治疗肿瘤的技术和方法，在卫生部医政司领导下，中华医学会科技评审部组织超声、放射、肿瘤、肝胆外科、泌尿外科等多学科专家制订了《高强度聚焦超声肿瘤治疗系统临床应用指南(试行)》。2005 年 1 月 27 日卫生部批准中华医学会发布《高强度聚焦超声肿瘤治疗系统临床应用指南(试行)》。现在本期刊用，供有关专业临床医师参考，并将在临床实践的基础上根据各地、各单位在执行中所反馈的意见组织专家进一步完善和修订。

"隔山打瘤"无形刀
漫话聚焦超声消融术

中国医师协会组织专家编写了首份《聚焦超声消融手术临床应用技术规范专家共识（2020年版）》并在《中华医学杂志》上发布。

该领域相关标准和规范正在日益完善。

聚焦超声消融治疗让越来越多的患者获益。

> ·974·　中华医学杂志2020年4月7日第100卷第13期　Natl Med J China, April 7, 2020, Vol. 100, No. 13
>
> ·标准与规范·
>
> **聚焦超声消融手术临床应用技术规范专家共识（2020年版）**
>
> 中国医师协会聚焦超声消融手术临床应用技术规范制定专家委员会
> 通信作者：郎景和，Email：langjh@hotmail.com
> DOI:10.3760/cma.j.cn112137-20191128-02587

> 聚焦超声消融术治疗的主要目的是使病灶组织产生整块的凝固性坏死，适用于治疗组织器官的实体良、恶性肿瘤，以及子宫、前列腺等器官的良性疾病，是对传统外科手术治疗的有效补充。

> 按"热消融"的要求，聚焦超声消融术设备必须满足实时监控、适形治疗的条件，原则上一次性消融。

> 聚焦超声消融术后的疗效评价必须建立在影像学评估和临床评价的基础上，分为早期影像学评估、临床综合评价和临床随访。

> 对于采用MRI引导监控的聚焦超声消融术治疗系统，MRI可实时反映治疗靶区的平均温度，有利于反馈调节治疗剂量。

第一章 "隔山打瘤"无形刀

聚焦超声消融术会损伤正常组织吗? ⑤

聚焦超声消融治疗一般不会对正常组织造成损伤。因为:

第一,治疗过程中,全程都有清晰的影像监控,能做到"**指哪儿打哪儿**"。

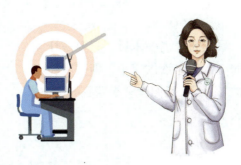

第二,这把"刀"的形状和大小,是可以根据需要调整的。

通过调整聚焦超声的输出功率、脉冲时间、扫描治疗方式等,实现点 - 线 - 面 - 体的组合。

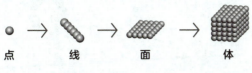

点　　　线　　　面　　　体

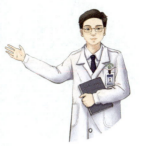

因此,这把"刀"能完全覆盖不同大小和形状的病灶和肿瘤组织,并且不影响正常组织的血液供应及内分泌功能。

6 如何判断术后肿瘤等病灶已经"化为无形"?

`1个主要标准` 判断:
血液供应!

聚焦超声消融术后,只要病灶和肿瘤内没有血液供应了,即表明肿瘤已被"杀死"。就像没有水灌溉的土地,是长不出草的。

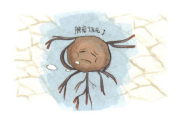

`2种手段` 监控观察:
超声
磁共振

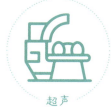
超声

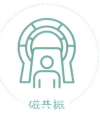
磁共振

坏死组织与非坏死组织在超声声像图上可表现出不同特征。医生可根据相关变化情况,判断治疗是否完全和彻底。

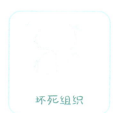
坏死组织

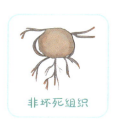
非坏死组织

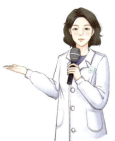

被"煮熟"的坏死组织哪儿去了？ 7

聚焦超声消融术后，病灶和肿瘤组织发生凝固性坏死，像被煮熟的鸡蛋，不再继续生长。

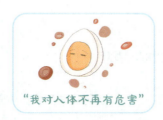
"我对人体不再有危害"

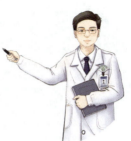

凝固性坏死区吸收的速度与肿瘤部位、个体差异关系很大，有的需要几个月，有的可能需要好几年。

聚焦超声消融术后，坏死组织被周围正常组织逐渐吸收，结局只有 2 种。

第 1 种 完全被吸收，最终消失。

第 2 种 不能完全被吸收，在体内留下一些瘢痕或者纤维化改变。

轻轻地我走了

变成一道没有伤的疤！

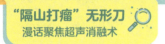
"隔山打瘤"无形刀
漫话聚焦超声消融术

8 聚焦超声消融术会失败吗?

有没有失败的可能呢?

这得具体问题具体分析!

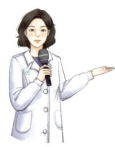
以子宫肌瘤为例,聚焦超声消融术适用于大部分子宫肌瘤,有效率可达95%左右。但也存在治疗效果不理想的情况,也就是治疗前后没变化。但因为聚焦超声消融术对身体几乎没有伤害,即使治疗效果不佳也不会对身体造成影响,不影响再次选择其他治疗方式。如化学消融、射频消融、开腹手术或腔镜手术等。

第一章 "隔山打瘤"无形刀

聚焦超声消融术有副作用吗? ⑨

目前为止,还没有一种治疗方式是完全没有副作用的。相比而言,聚焦超声消融术发生副作用的概率很小。

例如,用聚焦超声消融术治疗子宫肌瘤,可以做到:

- **不损害**子宫肌瘤周围的正常组织
- **不影响**卵巢的血液供应及内分泌功能
- 对盆腔**干扰很小**
- 可以**保留子宫及生育功能**

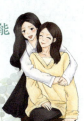

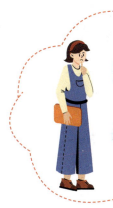

但是在一些情况下,聚焦超声消融术会产生肠道损伤、皮肤损伤、神经损伤等副作用。

哪些情况呢?

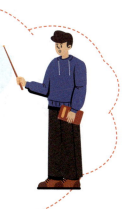

"隔山打瘤"无形刀
漫话聚焦超声消融术

例如:腹壁脂肪很厚,下腹部有宽大且硬的瘢痕(手术瘢痕),以及有下腹部抽脂或放疗史。

因其组织状态已有特殊变化,导致对温度不敏感等,使用聚焦超声消融治疗时较容易引起皮肤损伤。

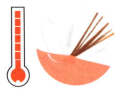
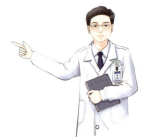

医生可以根据患者的个体差异,随时调整超声剂量和辐照时间,预防和避免损伤的发生。

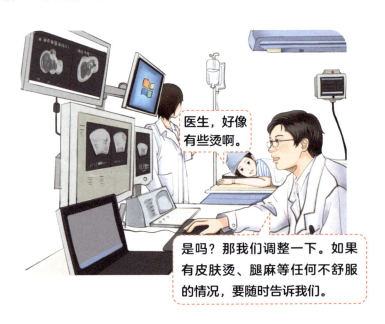

医生,好像有些烫啊。

是吗?那我们调整一下。如果有皮肤烫、腿麻等任何不舒服的情况,要随时告诉我们。

第一章 "隔山打瘤"无形刀

"海扶刀"和聚焦超声消融术是一回事吗？ ⑩

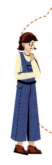
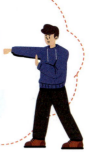

朋友推荐我做"海扶刀"，到了医院医生说做聚焦超声消融术，还有人说做"无形刀"，这些是一回事吗？

这些听上去都像是一种"顶级武功"哦！

高强度聚焦超声
★ 英文全称：high intensity focused ultrasound
★ 英文缩写：HIFU
★ HIFU，中文读起来即为"海扶"。

"海扶刀"已成为聚焦超声消融术的代名词，现已被注册为商标。

随着这一技术成效的显现，虽然聚焦超声消融术的治疗系统越来越多样化，但大家仍习惯称聚焦超声消融术为"海扶刀"。

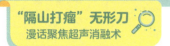

11 "磁波刀"与"海扶刀"有什么区别?

磁波刀和海扶刀都是聚焦超声消融技术的应用。磁波刀是指使用磁共振成像(MRI)引导下的聚焦超声消融技术。海扶刀则是通过超声成像引导,聚焦超声波在体内特定位置产生热效应,从而消融组织。它们的共同点是:利用超声波聚焦产生瞬间高温使病灶或肿瘤发生凝固性坏死;治疗安全性、可靠性和有效性都得到了临床越来越广泛的认可。

海扶刀与磁波刀的不同点见表1-1。

表1-1 海扶刀与磁波刀的不同点

不同点	海扶刀	磁波刀
引导手段	超声成像引导 (通过超声设备图像定位)	MRI引导 (通过磁共振设备图像定位)
医患互动	医生在超声操作台旁,患者在同一房间的治疗床上,可与医生近距离沟通	患者独自在磁共振室治疗床上,通过呼叫器与医生沟通
费用	设备价格不贵,治疗费用较低	设备贵,治疗费用较高
术后判断疗效	操作与医生个人经验有关。术后需再去磁共振室进行增强检查,判断最终消融效果	实现了治疗中实时温度监测,直观可视。术后可即时增强检查,判断整体消融效果

总的来说，两者各有特点——

海扶刀
- 超声成像引导
- 性价比高
- 医患之间有更好的互动

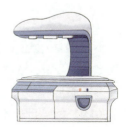

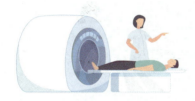

磁波刀
- MRI 引导
- 费用较高
- 医患之间通过呼叫器沟通
- 影像观察更精准

迄今，世界各医疗机构采用海扶刀治疗子宫肌瘤的病例数是用磁波刀治疗的 8 倍多。

磁共振可以比超声更清楚地显示肿瘤的位置、类型、与周围器官的关系及血液供应情况。

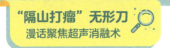

"隔山打瘤"无形刀
漫话聚焦超声消融术

12 聚焦超声消融术为何普及率还不高?

不管是医生还是患者,对新兴事物的认知和接受都需要一个过程。

参考腹腔镜技术的发展历程,从它诞生到被广泛应用,至少历经了30年。这一过程中,技术持续优化迭代,适应证不断拓展。如今,大家都普遍接受了腹腔镜微创治疗。

原来"默默"奋斗才是人生常态!

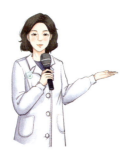

聚焦超声消融治疗(海扶刀)是一项中国原创技术,考虑到当下的市场环境,其发展过程中面临的挑战更大。

经过20余年的发展,这项技术已经成熟,医疗市场、病源基础也逐步完善起来,并形成了超声无创治疗的临床标准。

第一章 "隔山打瘤"无形刀

我国也已成为该新兴领域的全球标准制定者。

目前国内已有几百家医院使用大型高强度聚焦超声消融设备,使用该技术的医院还在持续增加。

这一治疗设备还出口到了英国、德国、俄罗斯、日本等国家和地区。

聚焦超声消融术的春天要来了!毕竟不开刀治疗,是医患共同的追求!

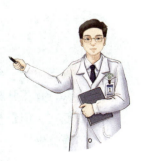

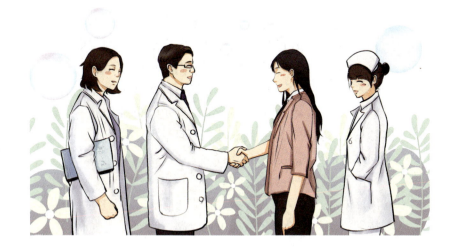

"隔山打瘤"无形刀
漫话聚焦超声消融术

生活案例

黄先生是一名40多岁的普通工人,他在10多年前被确诊患有乙肝肝硬化。虽然他一直非常注意按时吃药、定期复查,但最担心的事情还是发生了:他被查出肝癌伴门静脉癌栓。

医生告知黄先生,他的肝癌已发生多处转移,且有门静脉癌栓,开腹手术治疗效果有限。黄先生不想放弃治疗,于是做了肝动脉化学栓塞术,但复查显示疗效不佳。

黄先生一家陷入慌乱中,所幸经多方打听得知上海一家医院有一种"聚焦超声消融术",可以治疗他的病症。

这种新技术是一种体外无创超声消融治疗,不仅可以避免"开膛破肚",能够精准"消灭"肝脏的病灶,而且治疗的同时不损伤周围血管和器官。

医生根据黄先生的病情制订了针对性的治疗方案。第一次治疗后,黄先生就感到特别放松,当天下午就能下地走路、吃一些流质食物。

先后进行3次聚焦超声消融治疗后，黄先生的肿瘤明显缩小，肿瘤指标也下降到预期范围。治疗后第1年复查发现，肝脏的病灶和静脉癌栓都"神奇"消失了。5年过去了，黄先生每年坚持定期复查，按医嘱服用抗病毒药物，目前肝癌的肿瘤指标已在正常范围，肿瘤病灶也没有复发。

黄先生觉得自己非常幸运，借助医疗技术的进步重获健康，能够作为"顶梁柱"继续给家庭带来幸福和力量。

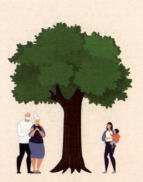

第二章

知己知彼　百战百胜

聚焦超声消融治疗的
术前、术中和术后

"隔山打瘤"无形刀
漫话聚焦超声消融术

术　前

13 做聚焦超声消融术必须住院吗？一般治疗几次？

聚焦超声消融术具有不开刀、不流血、损伤小、恢复快等特点，有些患者治疗后休息2小时左右即可正常活动。

例如，应用聚焦超声消融术治疗子宫肌瘤、子宫腺肌病等疾病时，患者无需全身麻醉，而是采取镇静镇痛的方式，可门诊治疗，也可住院治疗。门诊治疗后，在医院观察约2小时即可离院回家；若住院，则仅需1～2天的时间。对于体质较差的患者，一般建议治疗后休息2～3天，避免重体力劳动。

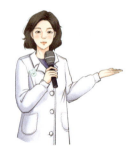

再如，对于肝脏、胰腺等部位的肿瘤，由于涉及比较重要的身体脏器，一般需住院治疗，这样更有利于术前准备和术后恢复。若是单纯的聚焦超声消融治疗，一般住院2天左右；若是需要联合介入等其他治疗，住院时间会长一些，具体需根据患者的情况来定。

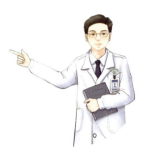

谈到治疗的次数，聚焦超声消融术绝大部分是一次性治疗。如果病灶特别大，则可能需要第2次治疗。两次治疗一般需间隔3个月。

聚焦超声消融治疗术前要做哪些准备？为什么要做磁共振检查和进行憋尿训练？ ⑭

通常情况下，聚焦超声消融治疗术前涉及以下几方面的准备工作：

一是肠道准备 为了最大限度地保证安全，聚焦超声消融治疗前必须进行严格的肠道准备，类似于肠道腔镜检查前的准备。治疗前2天就要开始进清淡流质饮食，治疗前1天晚上10点后不能进食和饮水。

二是磁共振检查 磁共振是一种影像检查手段，比B超检查更清晰。通过磁共振检查可以更清楚地判断病灶的位置、类型、与周围器官的关系，以及病灶的血液供应情况，更重要的是了解腹腔、盆腔等脏器情况和是否有其他恶性肿瘤等。

盆腔疾病患者还需进行膀胱训练，即憋尿训练。本书前文已介绍过，聚焦超声消融治疗是利用超声波的组织穿透性、可聚焦性，将体外超声波聚焦到体内病灶处，产生高热量，使病灶坏死，达到治疗疾病的目的。因此，治疗疾病的同时，我们要保护机体正常组织不受伤害。

充满液体的膀胱有利于超声波很好地穿过并充分到达病灶处。充盈的膀胱还可以将肠管推向一边，减少干扰，避免正常组织的损伤。可以说，膀胱形态越好，则治疗越安全，疗效越好。

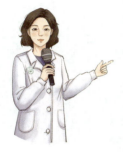

"隔山打瘤"无形刀
漫话聚焦超声消融术

但并非所有患者的膀胱形态都那么理想,部分患者膀胱顺应性欠佳,或者膀胱张力大,挤压时塑形较差,不能很好地推开周围的肠管等组织,使治疗受限。

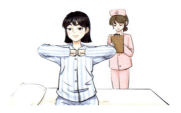

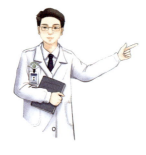

不过,患者朋友不必担心,因为大多数患者的膀胱形态是比较理想的,或者即使顺应性欠佳也可以通过憋尿训练等方法,使膀胱顺应性达到理想状态,建立安全的治疗通道。这类膀胱训练,一般进行1周左右即可。

皮肤瘢痕会影响治疗效果吗?

有一定影响,但经过专业的术前准备,皮肤瘢痕患者也可以做聚焦超声消融术。

影响因素主要是:

1 皮肤瘢痕会引起超声衰减,一定程度上会导致对病灶观察不清。

2 因皮肤组织状态已有特殊变化,往往对温度不敏感,当超声波聚焦于此处时,较容易引起皮肤烫伤。

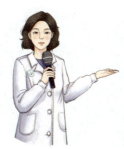

即使有皮肤瘢痕,只要做好充分术前评估和良好的术中沟通交流,皮肤烫伤发生的风险很低。医生在制订治疗方案时,也会注意尽量避开瘢痕部位。

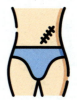

考虑到皮肤瘢痕的相关影响,为了治疗的安全和高效,一般建议开腹手术后要间隔至少 3 个月再进行聚焦超声消融术,目的是让手术后皮肤瘢痕牢固愈合,能承受超声消融治疗过程中的推挤力。如果是阴道分娩后,间隔时间不少于 3 个月;剖宫产术后,不少于 6 个月。目的是让子宫恢复正常,让子宫上的切口愈合、瘢痕软化,减少超声能量在瘢痕处聚积。

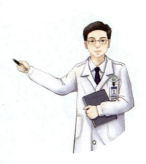

术　中

⑯ 聚焦超声消融术与传统手术有什么差别？

聚焦超声消融术，与其说是"手术"，不如说是"治疗"。因为它没有手术切口，不用针、不用刀，也不用传统意义上的手术台和手术灯。

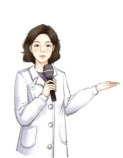

在进行治疗时，大多数情况下，患者可以选择一个自己感觉舒适又能配合治疗的姿势，躺或趴在外观像 CT 检查床的专用治疗床上。所以，我们常看到的场景就是患者似睡非睡地趴在治疗床上，像是在享受一场 SPA。

患者腹部下的圆槽内有冷水，会有点凉，作用是为了引导超声进入身体内和降低腹部皮肤的温度。根据情况，还会有小水球一样的东西（水囊）抵在腹部下，目的是把肠道等器官挤开，确保治疗的安全性。

第二章 知己知彼 百战百胜

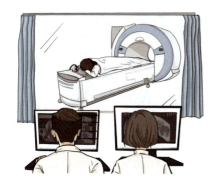

在治疗床的旁边，医生操作着两套超声设备：一套对超声波进行能量释放控制，另一套则实时对病灶的治疗情况进行监控。医生就是借着这双"眼睛"，先"瞄准"患者体内的病灶，然后将超声波聚焦在治疗区（医学上称为"靶区"），让能量聚集到足够的强度，使焦点区域瞬间达到高温，从而破坏靶区组织（在组织病理学上表现为"凝固性坏死"，也称为"消融"）。

治疗中，患者可以随时与治疗床边的护士、医生沟通治疗中的感受，以预防皮肤、神经损伤等情况的发生。

聚焦超声消融治疗时，不需要麻醉患者，只需要给予镇静镇痛剂。镇静镇痛剂的作用是让患者放松并忍受一定程度的疼痛。对镇静镇痛剂敏感的患者，会感到有点头晕，1～2分钟后便昏昏欲睡。大部分患者反馈："整个治疗像是做了一次腹部理疗或SPA""感觉很神奇""治疗中有类似痛经的感觉，能忍受"。

在治疗过程中，部分患者需要心电监护、吸氧等措施。

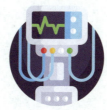
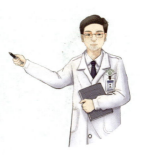

"隔山打瘤"无形刀
漫话聚焦超声消融术

17 聚焦超声消融的治疗流程是怎样的？痛吗？

治疗流程主要是：

备皮 不痛，也不难受。

导尿 不同患者的生理情况不同，所以感受也不同。治疗过程中一般没有痛感，只是导尿管在膀胱里撑起小球时可能有些难受，感觉胀胀的，想上厕所却又尿不出来。患者越放松，导尿过程越顺利。

皮肤脱气 不难受，主要是清洁肚脐褶皱内的空气。

灌肠（部分患者需要） 使用灌肠剂，需要尽量憋久一些，让药水在肠道里多停留吸收，这样效果会比较好。10～15分钟后去排便，有像平时拉肚子时的坠胀感，直至拉出的全是清水，就差不多了。

治疗中的感受 治疗的部位会有热乎乎的感觉。关于治疗是否疼痛，有个体差异，有的患者感觉没什么不舒服，有的患者感觉有轻微的痛（就像被蚂蚁蛰了一下），有的患者会觉得比较痛（类似痛经），但大多数患者都能够忍受，这些也都是正常的治疗现象。

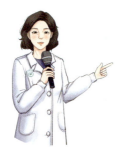

如果患者感到有什么地方不舒服，如疼痛、麻木、热、酸或者胀等，以及烫痛，或想要移动身体，应随时告知医生。医生将视情况进行调整，治疗会暂时中断。这一点尤其需要注意。

做聚焦超声消融术需要多长时间？ ⑱

聚焦超声消融治疗时间一般在 1～3 小时。近来，一份基于数万病例的大数据分析显示，聚焦超声消融平均治疗时间为 65 分钟。

具体治疗时间根据病灶大小、数量、位置、血液供应、影像信号特征和声通道等来决定。病灶越大、数量越多、位置越深、血液供应越丰富，治疗时间就越长。

一般恶性肿瘤的治疗约 30 分钟就可以结束。多发性子宫肌瘤、血液供应丰富的子宫肌瘤和子宫腺肌病等，则需要 2 小时左右。

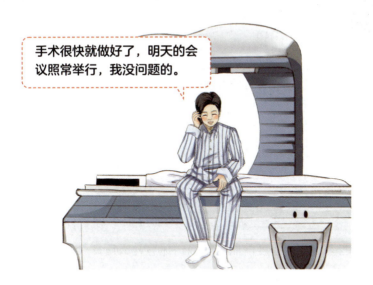

术　后

⑲ 术后可能出现哪些反应？注意事项有哪些？

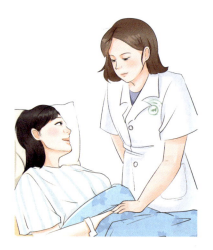

一般情况下，聚焦超声消融术后可能出现术区腹部不适、肌肉酸痛、臀腰部轻微胀痛，头晕，轻度恶心等。通常会逐渐恢复正常，不影响正常的工作和生活。

有的妇科疾病患者在聚焦超声消融治疗后，会短暂出现少量阴道分泌物。

1 腹部不适 因治疗前肠道准备及药物导泻而产生，多在术后1～2天好转。

2 下腹部、臀腰部肌肉酸痛 因治疗需要保持固定的体位，患者可能会有不同程度的肌肉酸痛，休息几天后即会好转。

3 月经变化 治疗后的前1～2次月经可能会有些变化，这是治疗的应激表现，也可能因为是对靠近内膜的子宫肌瘤或子宫腺肌病进行治疗，子宫的肌层、血管收缩等情况发生改变，从而对月经周期、月经经量等产生影响。

第二章 知己知彼 百战百胜

4 阴道少量分泌物 子宫肌瘤或子宫腺肌病靠近子宫内膜时，治疗后由于病灶的刺激可能会发生极个别患者阴道有淡红色分泌物流出。患者应保持外阴清洁，多在月经后好转。

5 头晕、轻度恶心、眼花 这是治疗过程中应用镇静镇痛剂后引起的。患者多在休息后好转。

6 排尿困难或疼痛 因治疗时插过导尿管，有些患者治疗当天尿道口有刺痛感，有排尿困难或排尿疼痛。

聚焦超声消融术后，注意事项如下：

1 治疗后需俯卧或者侧卧不少于45分钟，一般2小时左右。子宫肌瘤或子宫腺肌病治疗后需用冷生理盐水冲洗膀胱1～2次。

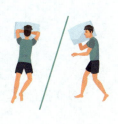

2 治疗后，术区皮肤需敷4℃左右冰板或冷水袋3天（睡眠时不需要敷）。术后4～5天，什么也不需要敷。术后6～7天开始可以用热水袋热敷，避免皮肤烫伤。

"隔山打瘤"无形刀
漫话聚焦超声消融术

3　医生会酌情给予患者抗生素,预防性使用。一般情况下,术后应用3天抗生素(最好进食后口服)。有的患者术后使用抗生素会出现头痛、头晕现象,这是抗生素的正常药物反应,不用紧张,停药后症状即消失。

4　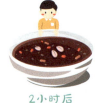
治疗结束2小时后即可开始进食流质,48小时后可恢复正常饮食。

5　治疗后3周内,在睡觉或卧床休息时,多变换体位。

第二章 知己知彼 百战百胜

术后需休息多久？有饮食禁忌吗？可以运动吗？ ⑳

大多数接受了聚焦超声消融术的患者，在术后或出院后第 2 天即可正常工作。如果患者体质较差，则建议休息 2～3 天，避免重体力劳动。

关于术后饮食，注意事项如下：

① 术后需禁食禁水 2 小时，2 小时后即可进食流质，如牛奶、汤类、蜂蜜水等。

② 术后 24 小时，如无腹痛、腹胀、局部压痛、发热和食欲下降等情况，可进半流质清淡无渣饮食，如藕粉、芝麻糊、山药粥、鸡蛋羹和酸奶等，以及各种果汁。

③ 术后 48 小时，如无腹痛、腹胀、局部压痛、发热和食欲下降等情况，可恢复正常饮食。

④ 正常饮食后，尽量多吃杂粮。由于聚焦超声消融术对肠道功能的影响，建议治疗后半个月内多饮水（每天 2 500 毫升左右）。

⑤ 每天适量运动，如做操、揉腹等，可以有效防止便秘。

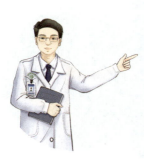

聚焦超声消融术是无创治疗，恢复快。坚持科学适度的锻炼，有利于病灶吸收及预防疾病复发。患者可根据自身的身体素质和条件，循序渐进安排运动，推荐有氧快走、瑜伽，每天 30～60 分钟。但合并贫血的患者，需降低运动强度，待贫血改善后再逐步提升运动强度。

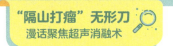

21. 术后多长时间到医院复查？如果复发，该怎么办？

患者术后需分别在 1、3、6、12 个月复查，之后定期每年检查。检查方式可选择盆腔超声、磁共振或超声造影等，最常用的复查方式是盆腔磁共振增强检查。

聚焦超声消融治疗后，症状、体征改善在第 3 个月时最明显，第 6 个月时评价疗效最准确。

规范的复查是为了判断疗效，随访病灶转归。复查内容包括：

1 观察病灶是否逐渐缩小至消失。根据随访情况为有备孕需求的患者提供备孕建议。

2 观察病灶是否复发。

3 进一步鉴别肿瘤的良恶性。

由于聚焦超声消融治疗具有无创和可重复的特点，对于年轻患者，或非肌瘤活性较强的残留病灶的复发，经评估无禁忌证者，均可以再次选择聚焦超声消融治疗。研究表明，再次治疗后也可取得较好的效果。当然，患者也可以选择传统手术再次治疗。

第二章 知己知彼 百战百胜

生活案例

小刘，28 岁，婚后不久，打算要一个宝宝。不料，在单位组织的体检中查出有多发性子宫肌瘤。她很焦虑，脑子里涌现出了很多可怕的想法，担心自己无法怀孕。小刘在网上了解到聚焦超声消融术，为了不开刀，她决定选择这种治疗方式。

聚焦超声消融手术

虽然这种"手术"不用开刀，但她还是心情复杂，又盼又怕。早晨入院后，进行了抽血、拍胸片、心电图等检查，下午护士为她备皮，随后就是清肠。第 2 天一早，护士为她灌肠、插导尿管、打留置针，紧接着就让她进了手术室。

在手术室里，小刘没有看到传统意义上的手术床，取而代之的是一张像 CT 检查床的治疗床。趴在治疗床上，护士为小刘打了一针镇静镇痛针。小刘感觉到腹部下圆槽内慢慢有水上来。医生又把一袋冷水袋垫到她的腹部，感觉凉凉的。

趴了一阵子，没啥感觉，看也没啥动静，小刘有点着急，问医生什么时候开始"手术"。结果医生说早开始了，大的肌瘤已经快消融完了。小刘觉得很神奇，第一次体验到"一点感觉也没有的手术"。

过了一会儿镇静剂开始起作用，小刘有点想睡觉，但想着万一感觉烫了或者腿麻还要报告呢，她一直忍着不睡，其间医生还帮她盖了被子怕她冷。有两次小刘感觉有点烫，就跟医生说了。医生马上进行一些调整，发烫的感觉很快就消失了。

大概2小时后，医生宣布治疗完成。当天下午，小刘进行了磁共振检查，医生告诉小刘，检查显示治疗效果非常理想，她的多发性子宫肌瘤全都被"消融"了。小刘十分激动，没想到这个曾经让她以为会影响生育能力的"坎儿"，她轻轻松松就迈过去了。3个月后小刘成功"好孕"。

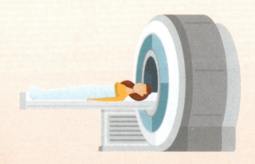

第三章

保护女性的"神奇花园"

聚焦超声消融术在子宫良性疾病治疗中的应用

"隔山打瘤"无形刀
漫话聚焦超声消融术

聚焦超声消融术实现了"最大化治疗获益,最小化治疗伤害",体现了人性化和人文关怀这一医疗主旋律。

中国现代妇产科开拓者林巧稚医生曾经常告诫年轻医生:"有时你看来是把病给治好了,可是患者并不开心,甚至增加了很多忧虑和苦恼。所以,我们要全面为患者考虑。"

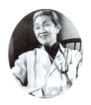

英国妇科手术大师维克多·邦尼也说:"为了一个纯属良性的子宫肌瘤而切除患者的子宫,不啻一次外科手术的彻底失败!"

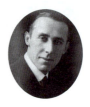

人性化就是尊重人、尊重患者。保护器官、保护组织、保护功能、保护精神,这就是对患者的最好尊重,也是医护人员和患者共同的期望。

第三章 保护女性的"神奇花园"

共同问题解答

聚焦超声消融术可以治疗哪些子宫良性疾病？优点有哪些？ ㉒

聚焦超声消融术可以治疗子宫肌瘤、子宫腺肌病、剖宫产瘢痕妊娠、胎盘植入、腹壁切口子宫内膜异位症等子宫良性疾病，并且应用日益广泛，对子宫肌瘤、子宫腺肌病的治疗积累了更丰富的经验。

与其他治疗方法相比，聚焦超声消融术有 9 个方面的 主要优点：

① 不开刀、不穿刺、不流血、痛苦小、术后恢复快，通常术后 2 小时即可正常下床活动。

② 无需全身麻醉或椎管内穿刺麻醉，术中只需一定的镇静镇痛剂，减少麻醉引起的风险。

③ 治疗不受肿瘤大小、形状的限制。

④ 保留器官，不伤及其他正常组织。

⑤ 一般是一次性消融治疗。

⑥ 治疗时间短，一般 1～2 小时。

⑦ 绿色治疗，无辐射。

⑧ 多发及复发性子宫肌瘤可重复治疗。

⑨ 术后避孕时间短，大多数患者治疗后 3～6 个月即可备孕。

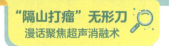

23 子宫良性疾病患者取环或人流后，多久可以做聚焦超声消融术？

子宫内有节育器的患者，治疗前必须先取出节育器。若取出顺利、取后无腹痛和阴道流血，可随时进行治疗。若取出的过程比较困难，聚焦超声消融术可选择在下一个正常月经期后进行。

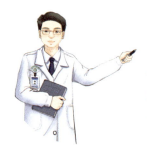

一般建议行人工流产术的患者3个月后再接受聚焦超声消融术，至少在等待一次正常月经期后，目的是让子宫内膜修复，避免加重人工流产术导致的损伤，并减轻消融治疗过程中的疼痛反应。

第三章 | 保护女性的"神奇花园"

子宫良性疾病患者接受聚焦超声消融术后,下腹部、臀部或骶尾部疼痛怎么办? ㉔

下腹部治疗区胀痛可能与治疗中的体位或消融病灶的无菌性炎症反应刺激浆膜上的内脏神经有关,一般疼痛轻微,属于正常现象。

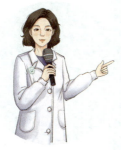

聚焦超声消融治疗后坏死的瘤体及病灶组织,在排出及吸收过程中会引起子宫收缩,发生不同程度的疼痛症状。可先观察,症状多在术后数天好转,无需特殊处理。如患者实在难以耐受,可在医生指导下适当服用镇痛药物。

臀部或骶尾部疼痛,可能与治疗超声刺激臀肌和骶尾骨及盆腔壁筋膜有关,一般在后位子宫、后壁病灶的患者中更为常见。

医生会根据患者的不同情况,予以臀部、骶尾部冰敷等不同的理疗,帮助缓解不适。

臀部和骶尾部疼痛,可能持续数小时或数天,多数轻微,无需特殊处理,以观察为主。少数患者如果难以耐受,可以在医生指导下服用非甾体抗炎药来减轻疼痛。

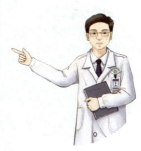

25. 子宫良性疾病患者在接受聚焦超声消融术后，会出现阴道流血、流液吗？

聚焦超声消融治疗后部分患者可能会有少量的阴道分泌物，有的呈淡血水样，属于正常情况。原因是聚焦超声波刺激子宫内膜，促进腺体分泌，多见于黏膜下肌瘤、子宫腺肌病等病灶靠近子宫内膜的患者。

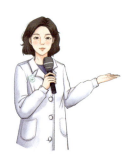

阴道流液有的呈鲜红色，有的呈暗红色，可以是单纯的血，也可以是分泌物中带血。

分泌物持续时间通常为1～2周，因为个体差异，少数患者可能持续更长时间。

出现分泌物期间，需保持外阴清洁干燥。注意观察分泌物的量和气味，如出血量不多，不超过月经量，患者无发热、腹痛等不适，暂时观察。

如果持续有较多血性分泌物，需在医生指导下应用止血及预防感染的药物。如果出现异味，需到医院进行白带检查，可遵医嘱配合使用抗生素和止血药。

子宫良性疾病患者接受聚焦超声消融术后会影响生育吗？会引起月经周期的变化吗？

可以说，聚焦超声消融术是子宫良性疾病患者现有治疗方式中对生育影响最小的一种。

超声波焦点小 治疗过程中有B超实时监控，治疗时只会损伤病灶组织，对卵巢和子宫正常组织几乎无影响。

超声消融不开刀 从体外灭活体内和病灶，不会造成术后粘连，不会影响生育。

超声消融利用超声波作为能量 无辐射，也不会对身体造成后续影响。

现有资料显示，聚焦超声消融治疗对生育的影响是正面和积极的，通过该技术治疗子宫良性疾病后妊娠分娩的病例越来越多。

聚焦超声消融术本身不会改变月经周期。治疗的应激反应及部分患者肌瘤的位置靠近内膜可能会对月经有影响，术后前几次月经有些变化属于正常情况。

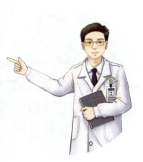

27 子宫良性疾病患者接受聚焦超声消融术后，多久可以有性生活？多长时间后可以备孕或放置宫内节育器？

只要没有阴道流血、流液，一般建议在聚焦超声消融术后1个正常的月经周期后就可以有性生活。对于治疗后没有生育要求的女性，一定要注意采取适合的避孕措施。

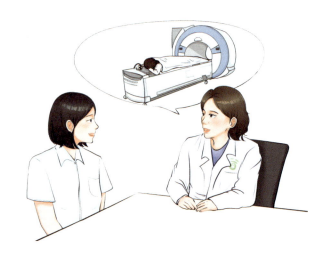

聚焦超声消融术对生育本身无不良影响，相对于其他手术方式，还具有备孕时间更短的优势，通常术后3～6个月可以考虑备孕。但是备孕前需行磁共振检查，评估病灶吸收情况以及子宫形态、大小恢复情况，医生会根据具体情况指导怀孕时间。

对于无生育需求的患者，超声消融治疗后前3个月采用工具避孕，如避孕套。3个正常的月经周期后可选择放置宫内节育器。

第三章 保护女性的"神奇花园"

生活案例

32岁的侯女士有一个幸福的家庭,有一个活泼可爱的5岁儿子和体贴的丈夫。她一直想要一个女儿,当国家二孩政策放开后,这个想法就愈加强烈。但是前几年她检查出有子宫肌瘤,而且肌瘤在逐渐增大,痛经、月经量大等症状也在不断加重。迫不得已她进行了宫腔镜手术,但术后2个月复查,发现肌瘤仍然存在,月经量还越来越多,甚至有了贫血的症状。她不断求医问药,也曾尝试过用左炔诺孕酮宫内节育系统(商品名:曼月乐),但症状依旧没有好转。医生说她这种情况不适合怀孕,如果症状一直加重,还可以考虑"切除子宫"。

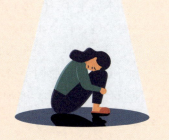

这对于侯女士来说无疑是晴天霹雳。她觉得失去子宫对她的影响太大了,更何况这辈子她再也不可能有二宝了。一次偶然的机会,聚焦超声消融术进入了她的视野。无创手术!保子宫!可快速备孕!侯女士惊喜地发现,这就是她苦苦寻找的治疗方式。手术很顺利,医生告诉她消融效果很好。术后3个月复查时,发现她的子宫肌瘤基本上已经吸收了。

术后半年,侯女士发现自己竟然怀孕了。十月怀胎,一朝分娩,侯女士如愿生了女儿,实现了"儿女双全"的小目标。她专程向为她进行聚焦超声消融术的主治医生当面道谢,感谢新技术解决了她的病痛,并且让她如愿拥有了一个可爱健康的"小棉袄"。

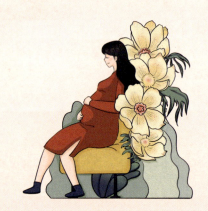

第三章 保护女性的"神奇花园"

子宫肌瘤

子宫肌瘤治疗方法五花八门，如何选择？ 28

按照创伤的大小来分，治疗子宫肌瘤的方式目前主要有4种：

- 一是 大创的传统开刀术；
- 二是 微创的腹腔镜手术；
- 三是 微创介入的动脉栓塞术；
- 四是 无创的聚焦超声消融术。

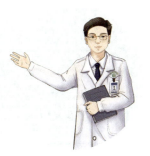

如果不考虑患者的具体情况说哪种好，那是不科学的，也没有任何意义。这些技术的价值，是在它们得到正确应用时才能真正体现出来。

无创的聚焦超声消融术有显著的优势，但它不是万能的。对于盆腔粘连很严重，甚至影响了盆腔解剖结构的患者，不适合采用聚焦超声消融治疗。

"隔山打瘤"无形刀
漫话聚焦超声消融术

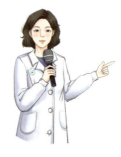

客观地说,从历史发展看,无创技术虽然优于大创、微创和微创介入技术,但却不可能完全代替其他手术方式。就像有了飞机后,人们仍然需要火车、汽车甚至马车等交通工具。

随着社会越来越注重人性化,尊重器官、保护器官的无创理念将得到越来越多的关注和推崇。我们相信,聚焦超声消融治疗子宫肌瘤的技术也会被越来越多的医生所掌握。

外科手术方式的演变

↓开放式手术

↓微创手术(腹腔镜技术、宫腔镜技术、经阴道手术、介入疗法等)

■无创技术(聚焦超声消融术)

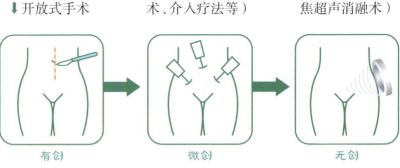

有创　　　微创　　　无创

哪些子宫肌瘤适合聚焦超声消融治疗？哪些不适合？ 29

以下情况的子宫肌瘤，**适合** 使用聚焦超声消融治疗：

1 子宫肌瘤诊断明确，无其他妇科疾病（如宫颈病变、卵巢肿瘤等），患者有强烈保留子宫的愿望。

2 机载超声可显示的肌瘤。

3 肌壁间子宫肌瘤或非带窄蒂的浆膜下或黏膜下子宫肌瘤。

以下情况的子宫肌瘤，**不适合** 使用聚焦超声消融治疗：

1 下腹部曾接受过大剂量放疗。

2 结缔组织病。

3 高血压病、糖尿病（不能耐受治疗）。

4 3个月内有脑血管意外病史。

5 有心肌梗死病史。

6 盆腔粘连、子宫肌瘤的位置不能在机载超声上显示、子宫周围有肠道阻挡、宫颈处子宫肌瘤被骨盆遮挡、带窄蒂的浆膜下或黏膜下子宫肌瘤等。

"隔山打瘤"无形刀
漫话聚焦超声消融术

30 聚焦超声消融治疗后子宫肌瘤会马上消失吗?

术后子宫肌瘤不会立即缩小、消失。治疗后肌瘤组织发生凝固性坏死,其大体轮廓仍在,但此时的肌瘤已经失去活性,不会继续生长。

肌瘤失活

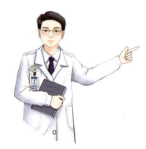

通常情况下,在聚焦超声消融术后3个月,肌瘤体积可缩小约40%;术后半年,肌瘤体积可缩小50%~60%。有的可以完全吸收,最终消失;也有的不能完全吸收,会在局部留下一些瘢痕或纤维化改变。

凝固性坏死区的吸收速度及程度与肌瘤的部位、类型、个体差异有关,有的需要几个月,有的甚至会持续好几年。一般来说,肌壁间肌瘤比浆膜下肌瘤和黏膜下肌瘤吸收快一些,而黏膜下肌瘤在聚焦超声消融术后可能经阴道排出体外,在短时间内实现肌瘤体积的缩小。

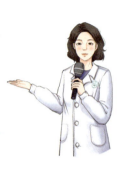

聚焦超声消融治疗子宫肌瘤不开刀，它与传统的盆腔镜、开腹手术不一样，其治疗目的主要是将肌瘤成功"杀死"或控制其生长，缓解症状，而非完全消除肌瘤。根据临床实践经验，当肌瘤消融体积达到70%，其临床效果相当于肌瘤摘除术的效果。

聚焦超声消融治疗后，坏死肌瘤组织吸收、缩小，不再继续生长，症状得到了改善，病变得到有效控制，即便不能完全吸收，也达到了治疗目的，还避免了开刀的痛苦。

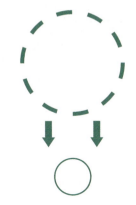

肌瘤消融体积达到约70%

31 聚焦超声消融治疗子宫肌瘤后,肌瘤会缩小多少?

聚焦超声消融术的治疗效果会不会差别很大?

聚焦超声消融术适合 70% 以上的子宫肌瘤患者,有效率可以达到 95%。效果判断标准主要以症状是否缓解及影像学检查(增强磁共振和超声造影)为主。影像学检查可判断子宫肌瘤的血液供应情况、肌瘤吸收程度等。

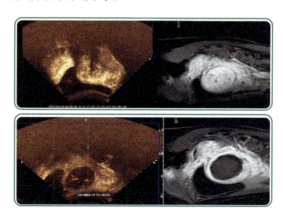

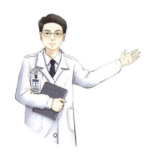

一般来说,治疗后 3 个月,子宫肌瘤的平均体积缩小约 40%,到 6 个月缩小 50%~60%。前文提到,当肌瘤消融体积达到 70%,其临床效果相当于肌瘤摘除术的效果。因此,通常将消融体积 ≥ 70%,作为聚焦超声消融术成功的标准。

聚焦超声消融治疗后，子宫肌瘤会复发吗？

聚焦超声消融术是一种局部治疗方式，只要子宫在，就可能复发肌瘤。就像有土壤在，就可能长草一样。而且，子宫肌瘤本身复发率比较高，即使手术剔除肌瘤，复发率也是相对较高的。

多发性子宫肌瘤患者往往有易发生肌瘤的体质，不管使用何种方式进行治疗，只要保留子宫，其复发的概率都远远大于单发性肌瘤患者。

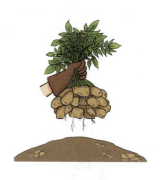

我国著名妇产科专家郎景和教授曾对多发性子宫肌瘤作过一个生动的类比：就像一块马铃薯地，在这块地里，马铃薯产得越多，农民在收割完后，还能找到的马铃薯就越多，不可能完全铲除。因此郎教授说："在做子宫肌瘤剔除术时，请记住农民说的'在收获后的马铃薯地里，我们总可以找出遗留的马铃薯。'"

再有，肌瘤被一种暴力的方法剔除，会让残留的肌瘤细胞报复性生长，就像大规模灭鼠后会发现老鼠繁殖得更快了。我们日常也发现将一棵大树挖除后，周围的草就会疯长，而如果只让树枯死，但还存在，周围长草则很少。

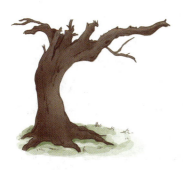

聚焦超声消融术是一种温和的治疗方法，被灭活的肌瘤在吸收过程中对新生的肌瘤有抑制作用，就像大树枯死但仍存在，就会抑制周围草的生长，因此子宫肌瘤的复发概率相对较低。

33 适用聚焦超声消融治疗的子宫肌瘤最大是多大?

聚焦超声消融术对于子宫肌瘤的大小没有特别的限制,一般1厘米以上(几厘米、十几厘米、二十几厘米都可以做);超声定位能够看见的肌瘤,可以建立安全超声治疗通道者,都可采用该技术。

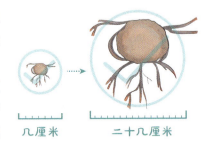

几厘米　　二十几厘米

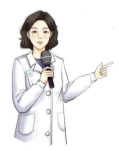

聚焦超声消融术绝大部分情况下是一次性治疗。治疗过程中,在保证超声可见且超声通道安全的前提下,可尽量多消融肌瘤。也就是说,医生会在可见的前提下尽可能多地处理肌瘤。如果肌瘤太大,超出治疗可见范围,剩余部分可分次治疗。后续治疗需根据术后磁共振检查评估消融效果后再决定。

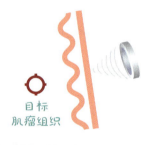

目标
肌瘤组织

多发性子宫肌瘤患者在做聚焦超声消融术前总是希望能把肌瘤全部消灭干净。

然而,由于多发性子宫肌瘤的特性和其他综合因素的制约,往往很难将肌瘤完全消融。超声消融时,肌瘤不仅可能被肠管遮挡,还可能被其他肌瘤遮挡,从而使治疗的焦点能量不能顺利到达目标肌瘤组织。

某些肌瘤由于靠近子宫内膜或肠道，医生在治疗时考虑到安全因素，会尽量避免能量对内膜和肠道的损伤，往往会放弃该部位肌瘤的治疗或者只适度消融。

其实，多发性子宫肌瘤是子宫有大大小小不同类型的多个肌瘤，并非每个肌瘤都需要处理。只需将引起临床症状的"罪犯"肌瘤处理掉，其他肌瘤是可以与我们身体"和平相处"的。

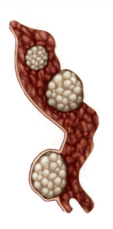

> **"隔山打瘤" 无形刀**
> 漫话聚焦超声消融术

34. 聚焦超声消融术是否会引起细胞癌变？术后坏死的肌瘤组织对人体有危害吗？

细胞癌变主要与人体接触电离辐射、化学致癌物（如烷化剂、多环芳烃化合物、芳香胺类化合物、氨基偶氮染料）及病毒感染等有关。

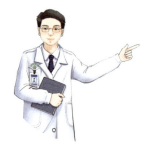

聚焦超声消融术是利用超声波作为能量形式，无辐射损伤，是一种比较绿色、安全的治疗方式，不会引起细胞癌变。

坏死肌瘤组织对人体没有危害。灭活的子宫肌瘤就像被煮熟的鸡蛋。很多人认为，聚焦超声消融治疗后子宫肌瘤还在子宫内，因此很担心对身体有危害。其实只要肌瘤被消融了，失去了血液供应，就不会再生长，会被身体逐渐吸收。而且，整个过程是无害的。即使肌瘤没有完全被吸收，也不会对身体造成影响。

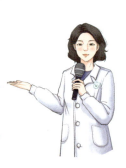

第三章 保护女性的"神奇花园"

生活案例

小冷26岁,今年体检查出有子宫肌瘤。随着肌瘤长大,她出现了腰酸背痛、尿急尿频的症状,且平躺着能从右下腹摸到包块。在媒体工作的小冷,接触的多是卫生医疗行业新闻,对很多医学知识也相对了解。但她的寻医问药之路还是充满了纠结。

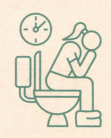

她挂号咨询了几位妇产科医生,讨论"子宫肌瘤需不需要开刀"的问题。有医生建议:"暂时不用开刀,等生孩子时一起拿掉"。另有医生建议:"肌瘤那么大了,又有膀胱压迫症状,应该马上办入院手续做盆腔镜手术。"

小冷知道"盆腔镜下子宫肌瘤剔除术"需要在腹壁上打小孔。在一次采访中,她曾看见肠癌合并肝、肺转移患者实施了腹腔镜手术,一共打了6个孔。这6个孔是晚期患者的求生印记。而她为了一个良性肌瘤就要打几个孔,这值得吗?她离绝经还有20余年,万一复发,还要再打几个孔吗?在等待做盆腔镜手

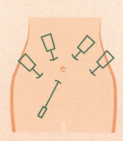

"隔山打瘤"无形刀
漫话聚焦超声消融术

术的日子里,小冷忐忑不安,一直在朋友圈里四处询问。一位医学界熟人发来的子宫动脉栓塞术介绍,让小冷觉得自己抓住了"救命稻草"。

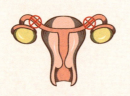

但她的母亲却极力反对,因为母亲听人说子宫动脉栓塞术可能会堵塞卵巢的供血血管,对卵巢功能有影响。小冷的母亲在20年前因子宫内膜异位症选择切除了卵巢和子宫,这对她的身心都产生了不良影响。她不希望女儿受到任何损伤,哪怕是潜在的。

"你可以试试聚焦超声消融术啊"——一位妇科医生的建议,让小冷头上阴郁的天空一下子明朗了起来。"简单来说,这种技术就是把超声聚焦到子宫肌瘤部位,让它坏死,使肌瘤被人体吸收代谢或脱落后排出体外。该技术属于目前技术上对人体伤害最小的一种治疗子宫肌瘤的手段。"

在找到相关医生详细咨询后,小冷的焦虑不安烟消云散。她选择了聚焦超声消融术这把"无形刀",最终也得到了理想的治疗效果。

第三章 保护女性的"神奇花园"

子宫腺肌病

子宫腺肌病有哪些治疗方法？适合用聚焦超声消融治疗吗？ 35

子宫腺肌病的临床表现为进行性加重的痛经、月经量多和子宫增大，严重时甚至影响怀孕。早期治疗可用药物干预，也可行手术治疗。但是由于子宫腺肌病的病变大多是弥漫性的，病变的界限不清，单纯切除病灶几乎是不可能的。

要彻底"断根"，只有两种治疗方法：

一是 切除子宫。

二是 熬到绝经。

那么，对于想怀孕、不想切除子宫的育龄女性，怎么办呢？

——选择无创的聚焦超声消融术，可以在一定程度上解决这个问题。

聚焦超声消融术属于无创治疗，它通过高强度聚焦超声波，将腺肌病病灶消融，使病灶发生凝固性坏死。坏死病灶自行吸收，子宫体积缩小，子宫宫腔形态趋于正常。

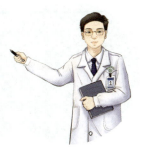

"隔山打瘤"无形刀
漫话聚焦超声消融术

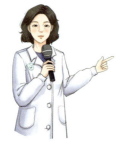

聚焦超声消融术可以反复多次进行治疗，从而改善患者痛经、月经量多的症状，改善子宫内环境，保留子宫及生育功能，并可以起到提高怀孕成功率等治疗作用。可以说，目前聚焦超声消融术是有生育需求的子宫腺肌病患者的首选治疗方式。

目前，子宫腺肌病尚无统一的治疗规范，且缺乏客观评价治疗效果的标准，尤其是行手术切除子宫时，存在过度治疗风险。

对于不同症状、不同年龄的子宫腺肌病患者，应该选择适合患者的个性化治疗方案。如果能够用非手术的方式进行治疗，就尽量不要让患者"挨刀子"，动刀应该是不得已而为之。

针对子宫腺肌病的治疗，采取无创的以聚焦超声消融治疗为主，配合中药、性激素、左炔诺孕酮宫内节育系统等的联合治疗和管理，正逐渐取代手术切除子宫腺肌病病灶或切除子宫等传统治疗手段。

聚焦超声消融治疗子宫腺肌病效果如何？能根治吗？ ㊱

聚焦超声消融治疗子宫腺肌病，从术后第 1 个月开始就有明显的临床疗效，有效率 ≥ 80%。尤其在缓解痛经方面，约 20% 的患者反馈，术后痛经完全消失。

子宫腺肌病的恢复是一个相对缓慢的过程，总体来说，术后加强运动，积极调整心态，少吃辛辣生冷的食物，就会慢慢好起来。

但因为子宫腺肌病的病因不明，除非切除子宫，否则子宫腺肌病无法得到"根治"。其实，切除子宫也并非"根治"，而是"破坏性"治疗，器官都没有了，当然这个器官也就没有生病的机会了。

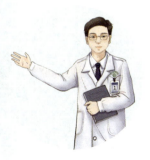

无论是开腹手术，还是盆腔镜微创手术，切除子宫不仅本身创伤很大，还有很多远期并发症。子宫的作用不仅是孕育胎儿，还有维持正常盆底解剖结构及功能、支持内分泌系统正常运作，以及保障卵巢的血液供应及维持良好的血流动力学状态等。

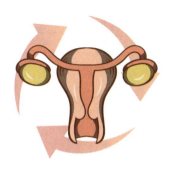

"隔山打瘤"无形刀
漫话聚焦超声消融术

切除子宫后,不仅可能会引起盆底功能障碍,盆腔脏器脱垂发生风险大大增加,产生尿失禁等症状,而且可能导致卵巢早衰,影响性生活,还会给女性带来很大的心理、社会压力,引发情感或者家庭问题。所以,子宫腺肌病本身没有根治的方法,被称为妇科的"不死癌症"。

如今,针对妇科的"不死癌症",聚焦超声消融治疗提供了性价比更高的选择!这也是目前保宫治疗中一种理想的局部治疗方式,能最大范围地消融腺肌病病灶,治疗后症状得到有效控制,治疗目的也就达到了。

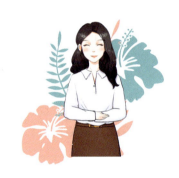

37 弥漫型子宫腺肌病可以用聚焦超声消融治疗吗？

子宫腺肌病是子宫内膜腺体和间质侵入子宫肌壁层，就好像树皮长到了树干里。

子宫腺肌病分为局限型和弥漫型两种。一般弥漫型比较常见，子宫多呈均匀性增大，异位腺体弥漫性生长，与正常子宫肌层交织混合。

虽然弥漫型子宫腺肌病的病灶形态不规则、边界不清，聚焦超声消融治疗的难度更大一些，但仍然能实现在安全范围内消融绝大部分病灶，达到缓解临床症状及控制病灶生长的目的。

聚焦超声消融术通过不侵入的方式治疗子宫的内膜异位病灶，而且这种治疗可以重复进行，治疗的同时不会造成新的子宫内膜异位及盆腔粘连，特别对于有生育要求的女性，能提高术后怀孕的概率。

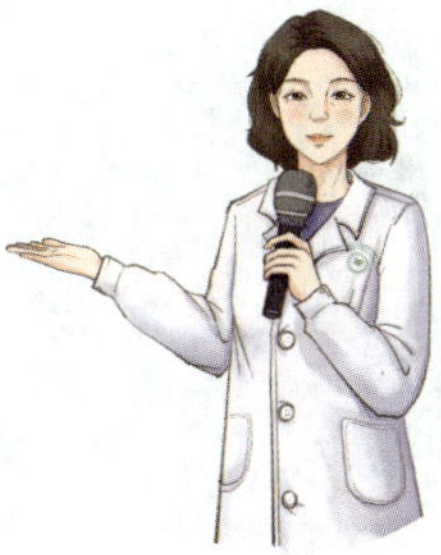

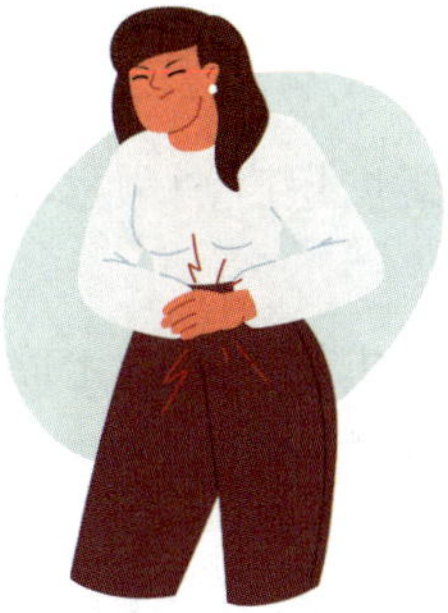

但因局部治疗方式及受疾病本身边界不清的限制，通常还需根据情况联合促性腺激素释放激素（gonadotropin-releasing hormone, GnRH）-a 类药物治疗。对于顽固性子宫腺肌病导致的痛经，应用聚焦超声消融术结合左炔诺孕酮宫内节育系统等综合治疗，可以显著降低患者子宫腺肌病的复发率。

> "隔山打瘤"无形刀
> 漫话聚焦超声消融术

38 子宫腺肌病患者做了聚焦超声消融术后,还需要吃药、打针吗?

子宫腺肌病无论是采取单一的药物治疗,还是保守性手术治疗,其效果和维持的时间都有限,复发率很高。

有研究表明,采取综合治疗方式,可以更好地控制痛经,减少复发。

在患者接受聚焦超声消融术后,可酌情给予米非司酮口服或者 GnRH-a 类药物注射。这样做可以抑制残留病灶的生长或者使其萎缩。再加上已消融病灶的吸收,病灶范围可以明显缩小。这种治疗还可以减少病灶的血液供应,以巩固疗效、延缓复发。

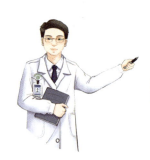

医生会根据患者的不同情况综合分析,制订个性化治疗方案。考虑的因素包括:

- 年龄
- 是否有生育要求
- 病灶的情况
- 影像学检查结果
- ……

(中、重度且有生育要求的患者),可以考虑聚焦超声消融术联合 GnRH-a 类药物治疗后备孕。

(中、重度且无生育要求的患者),可以考虑聚焦超声消融术联合 GnRH-a 类药物和左炔诺孕酮宫内节育系统进行综合治疗。

……

子宫腺肌病患者做了聚焦超声消融术后，痛经等症状多久可以得到改善？ ㊴

聚焦超声消融术治疗子宫腺肌病的主要目的是消融及缩小病灶，控制病灶的生长，缓解痛经及月经量多等临床症状。

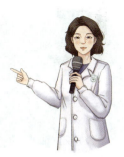

痛经严重影响患者生活质量。子宫腺肌病患者做了聚焦超声消融术后，有的第1次来月经时，痛经、月经量多等症状就会得到明显改善；有的可能从第2次、第3次月经周期开始改善。

治疗后3～6个月是恢复观察期，症状缓解的时间及复发存在个体差异，绝大部分患者缓解时间超过2年。

需要注意的是，子宫腺肌病通常合并有盆腔子宫内膜异位症，所以腺肌病患者接受聚焦超声消融术后，建议结合内分泌治疗，以达到长期无症状生存。

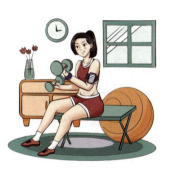

另外，保持良好的情绪、规律的作息、充足的睡眠、膳食均衡、适量运动，这对于促进聚焦超声消融术后坏死腺肌病灶的吸收、症状的改善及预防复发都有积极作用。

"隔山打瘤"无形刀
漫话聚焦超声消融术

生活案例

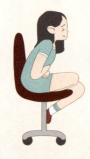

36岁的李女士,已患子宫腺肌病8年,一直未能怀孕。近2年,她的月经量突然增多,导致中度贫血,常感头晕、乏力,痛经也越来越严重。每次她都要吃4～6片止痛药才能稍有缓解。她说:"每到来例假的那几天,我都不想活了,真的体会到了'生不如死'的感觉。"

子宫腺肌病已经严重影响李女士的正常生活,甚至有医生建议只有36岁的她切除子宫。一想到这么年轻,还没有孩子就要切除这么重要的器官,她根本无法接受。她到处求医,想要寻求一个两全之策。

第一次听说聚焦超声消融术的那一刻,她两眼放光,激动的心情久久难以平复。她想:这么多年坚持不切除子宫,一直靠吃止痛药挺过来,如今终于找到了自己理想中的治疗方法。

入院做完磁共振、抽血等检查后,医生为她安排了治疗时间。在聚焦超声消融治疗室里,没有锋利的手术刀,没有又大又粗的麻醉针头,没有紧张的氛围,在音乐的陪伴下,在医护人员温柔的安慰中,一切都在顺利

第三章 保护女性的"神奇花园"

进行。医生还特别强调,在消融病灶的同时会特别注意对子宫内膜和浆膜的保护,为她未来的妊娠提供良好的条件。

术后第2天,李女士就出院了。和医护告别时,她还打趣地说:"第一次做这样的手术,舒服又快速地解决了我的大难题。我觉得这不应该叫手术,应该叫SPA!"

术后第一次来月经,李女士就感觉没有以前那么痛了,月经量也少了。她喜不自禁地跟同病相怜的病友们分享自己的这次"奇幻之旅"。术后第3个月,她的痛经程度明显缓解,月经量恢复正常,贫血也好转了。

经过几个月调理,李女士开始积极备孕。1年后,李女士"好孕"来了,这也是她婚后10年来第一次自然怀孕。她忍不住在朋友圈分享了喜悦的心情,并鼓励大家永远不要放弃希望!

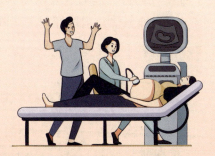

其他疾病

40 剖宫产瘢痕部位妊娠可以用聚焦超声消融治疗吗?

瘢痕妊娠是一种特殊的异位妊娠,是指胚胎着床在子宫瘢痕部位。由于子宫瘢痕部位容易撕裂,对母婴的生命造成极大的威胁,因此,一旦明确诊断为瘢痕妊娠,原则上应该终止妊娠并接受相应的治疗。目前对于瘢痕妊娠的治疗方法主要有:

1 化疗和清宫:由于子宫瘢痕处肌层菲薄、弹性差,清宫后该处收缩止血差,所以可能出血多,造成子宫穿孔。

2 子宫动脉栓塞术和清宫:可有效减少清宫时的出血,但术后患者比较痛苦,同时有发生卵巢动脉栓塞等严重并发症的潜在风险,也有卵巢受放射线照射的风险。

3 严重者直接手术切除子宫。

> 聚焦超声消融术可以有效治疗剖宫产瘢痕部位妊娠

第一 可以在超声"直视"下有效地灭活胚胎,降低新陈代谢,从而减少子宫的血液供应。

第二 聚焦超声消融治疗可以选择性地破坏微小血管,继而形成微小血栓,从而大大减少胚胎附着处的血液供应。

> **第三** 超声有选择性地将能量靶向聚集在胎盘与肌层附着形成的界面处,使该处的组织结构变得疏松易分离,从而大大降低清宫术出血的风险,减少子宫组织损伤。多个临床研究表明,清宫时的中位出血量仅 20 毫升,这是其他治疗方式很难做到的。

总的来说,聚焦超声消融术治疗剖宫产瘢痕部位妊娠,不影响卵巢的血液供应,不会造成子宫内膜损伤。对有生育要求的患者来说,这一治疗方式具有不可替代的优势。

另外,聚焦超声消融术可确保安全清宫,避免大出血的风险,无任何毒副作用,显示出了巨大的优越性和潜力。

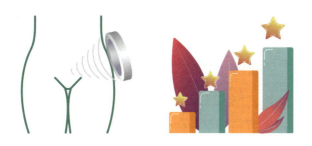

"隔山打瘤"无形刀
漫话聚焦超声消融术

41 腹壁子宫内膜异位症可以用聚焦超声消融治疗吗?

一般认为腹壁子宫内膜异位症是在剖宫产手术时,肉眼难以发现的子宫内膜碎片散落在腹壁切口,并种植于其中造成的。其治疗方法很多,主要有药物治疗和手术治疗。

药物治疗

主要通过应用性激素药物抑制异位的子宫内膜增殖,并促使异位子宫内膜萎缩退化。

手术治疗

主要通过手术切除异位的子宫内膜和局部病变组织,达到止痛和缓解不适的目的。手术方案有多种,适用于不同类型的患者。

针对腹壁子宫内膜异位症,大多数情况下,手术是必需的治疗措施,术后仍须考虑药物治疗,以减少复发。目前可以用聚焦超声消融术对病灶进行原位适形灭活,治疗时间短,通常不超过30分钟。而且不需开刀、无出血就能取得良好的治疗效果,还能有效避免传统手术可能带来的再次种植。

对于大的病灶,还可避免手术切除病灶导致的腹壁缺损。

聚焦超声消融术可重复开展治疗,有利于应对复发或新出现的病灶。治疗后,疼痛的缓解率高达90%~100%,病灶缩小明显。

胎盘植入可以用聚焦超声消融治疗吗？ ㊷

胎盘植入是指胎盘绒毛不同程度侵入子宫肌层，导致胎盘与子宫肌层部分或完全不能自动分离。如不及时处理可导致产妇大出血、休克、子宫穿孔、继发感染，甚至死亡，是产科严重的并发症之一。

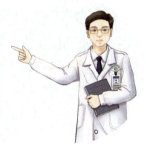

聚焦超声消融治疗胎盘植入的优势在于：

一方面
可以在超声"直视"下对胎盘组织进行有效消融，使之发生凝固性坏死。无血液供应的坏死组织可以在无明显出血的情况下部分或全部自动脱落，同时坏死组织也变得疏松易碎，容易被取出。

另一方面
聚焦超声消融治疗时，超声波能量选择性地在胎盘与子宫肌层附着的界面处聚积，破坏其间的微血管，使胎盘血液供应进一步减少，胎盘组织自动或人工剥离时的出血风险也随之降低。同时，超声波能量在界面的聚积，使界面变得更疏松，剥离更容易，可更好地保护正常的肌层，给大部分患者创造良好的清宫条件，降低清宫时的出血风险。

"隔山打瘤"无形刀
漫话聚焦超声消融术

目前,相关治疗有两种临床方案:

1 单独聚焦超声消融术后,90%产妇的胎盘组织可以自行排出,但排出时间较长,这期间有继发感染和出血的风险。患者需与医生保持密切的联系,根据具体情况采取进一步措施。

2 聚焦超声消融术和清宫,即聚焦超声消融术后积极主动地清宫,优点是恢复快,避免潜在继发感染和出血的风险,缺点是增加手术操作风险。

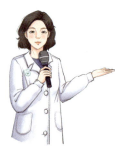

聚焦超声消融术不仅可治疗小面积的胎盘植入,也可以治疗全胎盘植入,大大增加了胎盘植入患者保留子宫的机会。即没有发生急性大出血的胎盘植入患者,在接受聚焦超声消融治疗后,绝大多数人可保留子宫。

经治疗后保留子宫再次妊娠的患者越来越多,目前还没发现相关的并发症。

第三章 保护女性的"神奇花园"

生活案例

王女士生第一个宝宝时26岁。她顺产分娩后一直阴道出血,去复查时,从医生口中她听到了此前从未接触过的新词——"胎盘植入"。她心中顿生恐惧。

去做彩超检查时,医生告诉她,"胎盘植入"就是胎盘的绒毛膜长到子宫肌层里面去了,生孩子时没有掉出来。"这个问题比较棘手,可能导致或多或少的出血。要是遇到大出血,往往需要切除子宫才能保命。"——当她从医生口中听到这些信息之后,觉得天都塌下来了。"大家都生孩子啊,为啥我生个孩子生到了要保命的地步?"

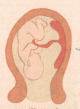
胎盘着床位置
正常胎盘

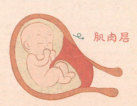
肌肉层
植入性胎盘

医生开了药,让她先保守治疗。然而,连续吃药4天后,她还是持续阴道出血。王女士换了一家医院,希

"隔山打瘤" 无形刀
漫话聚焦超声消融术

望能有转机,得到的建议是:清宫术加病理检查。后来因为出血量大,直接清宫的方案又行不通了。

医生向她推荐了"聚焦超声消融术",可以把病灶消融(类似"煮熟")后再清宫,可以减少出血,保住子宫。

经过进一步咨询和查阅资料后,她选择相信"聚焦超声消融术"。虽然已经看到网友们都评价这种治疗方式"很人性化",但整个治疗过程还是让她惊喜了一下:大概只用了50分钟,整个治疗就完成了。其间她感觉迷迷糊糊的,还和医生聊了几句。医生和她说了注意事项,如哪些部位不舒服要马上说出来,而哪些部位不舒服需要忍一忍。其实,才经历过生孩子的王女士觉得这个治疗算是很轻松的了。术后第2天的清宫,术中出血只有60毫升,治疗结果很理想。

2年后,王女士又怀孕了,虽然是一次意外怀孕,但是她想到之前那么凶险、差点都保不住子宫了,现在能怀孕就是缘分。

后来,她顺利生下了二妹。每次看着两个孩子,她都会不禁感叹自己幸运地遇见了聚焦超声消融新技术。

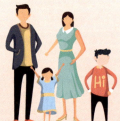

第四章

黑暗中的一支火炬

聚焦超声消融术在恶性肿瘤治疗中的应用

"隔山打瘤"无形刀
漫话聚焦超声消融术

大卫·波姆在其名著《整体与暗含的秩序》(Wholeness and the Implicate Order)中谈到：生命本身必须被看成一个整体。21世纪的医学，必然要尊重人体的组织器官，尊重完整的机体；21世纪的治疗技术，必然是面向整个人体的一种整体治疗，这也是"以人为本"的最好体现。

人类最终追求的是无创治疗方法。通过将聚焦超声消融术和其他技术联合应用，我们正在日益接近这一理想。

聚焦超声消融术这把"无形刀"如何治疗恶性肿瘤? ㊸

聚焦超声消融术能精准打击"肿瘤",在治疗的同时又不破坏器官本身和周围的脏器,治疗后机体恢复快,对于失去传统手术机会以及体质太弱的恶性肿瘤中晚期患者来说,该技术就好比是燃起生命的一束光。

这项技术已经没有传统意义上的手术台和手术灯,患者似睡非睡、安静地趴在一张像CT检查床的治疗床上,旁边的医生操作着两套超声设备:一套对超声波进行能量释放控制,另一套则实时对肿瘤的治疗情况进行监控。整个治疗过程不出血,没有刀口。

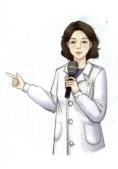

聚焦超声消融治疗恶性肿瘤的优势:

① **无创治疗** 大大减少住院天数,显著缩短机体恢复所需时间。

② **提高免疫** 被"煮熟"的肿瘤组织被机体代谢吸收,促进自身免疫反应。

③ **实时治疗** 超声实时引导下进行治疗,有效保证治疗的安全性。

④ **适形治疗** 根据肿瘤形状实时调整超声波位置,实现精准打击。

⑤ **绿色治疗** 保留患者原本的器官和组织,不影响后续综合治疗。

"隔山打瘤" 无形刀
漫话聚焦超声消融术

44 恶性肿瘤多发、易复发，聚焦超声消融术是否可以替代重复开刀？

恶性肿瘤多发，对于手术切除来说难度很大。如果通过手术把所有的病灶都剔除，那么器官往往也会破损不堪，疗效不好。

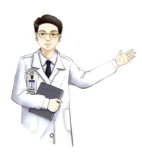

恶性肿瘤往往还容易复发，就算是有手术切除的机会，多次手术对于患者的身体承受力也是一种巨大的考验。聚焦超声消融术是一种不开刀、不流血、对身体伤害非常小的肿瘤消融方法，在精准破坏肿瘤组织的同时，保留患者原本器官和组织，保证了治疗的有效性及安全性。

治疗后机体恢复所需时间很短，治疗过程对身体没有辐射，可以实现多次重复治疗，为后续综合治疗提供有利条件。

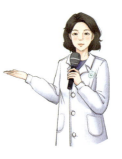

由此可见，聚焦超声消融术的优势明显，特别适用于恶性肿瘤患者，尤其是晚期多次复发病例作为姑息治疗的手段。

聚焦超声消融治疗恶性肿瘤,需要联合其他治疗方式吗? ㊺

目前而言,对于恶性肿瘤,综合治疗是总原则。

聚焦超声消融术与放疗、化疗等其他治疗方法联合,近年来受到了临床医生和患者的广泛青睐。研究表明,聚焦超声消融产生的热效应和机械效应,与化疗或放疗一起,可打破肿瘤的一些特殊"壁垒",破坏其稳定性,提高放疗、化疗对肿瘤的敏感性,减少耐受。这样"互帮互助"的叠加效应,可以达到最佳治疗效果。

对于一些生物学恶性程度低的肿瘤,聚焦超声消融术和放疗、化疗等的联合,在一定程度上有望达到治愈的目标。对于生物学恶性程度高的肿瘤,即使不能完全治愈,至少可以实现病情控制,提高患者的生存率和生存质量。

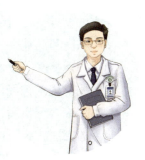

"隔山打瘤" 无形刀
漫话聚焦超声消融术

生活案例

荣先生患病前是一位马拉松运动爱好者,特别喜欢体育锻炼。他因为感觉自己身体素质不错,又经常锻炼,很少去体检。

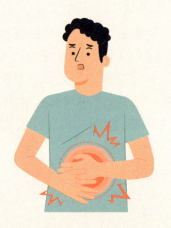

有一段时间,荣先生老觉得肚子不舒服,胃口也变差了,后来去医院检查被确诊为肝癌并且伴有肝内转移。他的整个家庭就此陷入了一片恐慌和混乱……

他接受了手术治疗,但术后的病理报告不太理想,还因出现了神经侵犯,无法通过再次开刀解决问题了。医院综合分析后,决定采用中西医结合、多学科联合诊治的方法,为他进行内外同治和靶向治疗及化疗。

荣先生采用聚焦超声消融术将病灶消融后,经过8个月的中医、靶向治疗、化疗和抗病毒治疗,1次肝癌动脉灌注化疗栓塞治疗,后续又经过3次聚焦超声消融综合治疗。根据实体肿瘤疗效评价,他已达到了完全缓解。

第四章 黑暗中的一支火炬

结合聚焦超声消融术，进行多学科联合诊治的方案，不仅挽救了荣先生的生命，还提高了他的生活质量。

如今，荣先生的爱好更加广泛了，又新喜欢上了烹饪、太极拳等。现在他的身体状态很好，且在聚焦超声消融术后一直坚持定期复查，各项指标都很好。

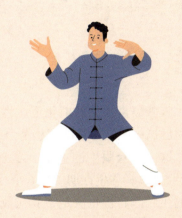

"隔山打瘤"无形刀
漫话聚焦超声消融术

可以用聚焦超声消融治疗的恶性肿瘤

46 胰腺癌

胰腺癌是常见的消化道恶性肿瘤之一,由于相当多的患者就诊时已属中晚期,胰腺癌总是令人"闻之色变"。

这一大众眼中的"癌中之王",恶性程度很高,5年生存率不足5%,平均生存期仅为6个月。手术难度大,复发率高,胰腺癌的生物学特性也决定了其对放疗、化疗敏感度极低,也没有合适的靶点来"迎合"靶向治疗。也因胰腺癌对化疗不够敏感,且使用后易出现恶心、呕吐、厌食、体重下降、吸收不良等症状,患者很难耐受系统的化疗。

在这些传统的肿瘤治疗手段以外,临床上另辟蹊径地发现,聚焦超声消融术在与这个"癌中之王"的"决斗"中,有着不容小觑的力量。

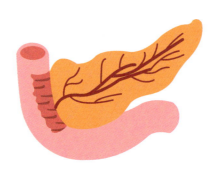

第四章 黑暗中的一支火炬

其一

胰腺深藏于体内,导致手术和放疗的困难都非常大。而超声在"穿越"身体时并不会对人体带来伤害,所以,它可以毫无压力地"直达病灶"。

其二

大多数胰腺肿瘤的血液供应不丰富,因此通过周围血流带走的"热量损失"较少,有利于热累积,这对于聚焦超声消融术充分发挥威力,更是"锦上添花"。

胰腺癌另一个可怕之处,是可以让人"痛不欲生"。聚焦超声消融术在治疗胰腺病灶的同时,超声束能热封闭其后方的腹腔神经丛,有明显的止痛作用。

实践证明,聚焦超声消融术是一种安全、有效、无创的方法,能减轻晚期胰腺癌患者的症状,提高他们的生活质量,延长生存期。

"隔山打瘤"无形刀
漫话聚焦超声消融术

生活案例

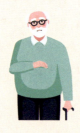

张大爷半年前出现上腹部疼痛,在当地医院就诊,一段时间后感觉有所好转。哪知后来开始出现黄疸,且又开始腹痛,疼痛程度加重,张大爷一下子瘦了下来,比之前体重减轻了约40斤。再次就诊后,他被诊断为胰腺癌,同时伴有全身多处转移。

由于肿瘤侵犯血管,张大爷年龄又比较大,无法进行传统的手术治疗。放疗、化疗期间,张大爷出现恶心、呕吐、食欲下降、手脚麻木、脱发、血细胞减少等副作用。他的身体不仅要承受癌痛的折磨,还要面对各种放疗、化疗的副作用,生活质量一天不如一天。

之后由于疼痛越来越重,每天还要吃药、打针,效果越来越不好,张大爷哀叹道:"我真的不想活了,真的太痛苦了。"

全家人被眼泪、悲伤、痛苦包围着,但也无计可施。

这时一家三甲医院的医生推荐可以试一试聚焦超声消融术,也许可以帮助张大爷缓解疼痛。家属有如见到曙光,喜极而泣。接受聚焦超声消融术后,张大爷明显感觉疼痛缓解,有了食欲,精神状态也好了很多。复查结果显示实验室指标CA199(与胰腺癌、胆管癌有关的肿瘤标志物)下降明显,患者和家属都非常激动和开心。

肝癌 47

早期肝癌患者多没有明显的症状。大部分中晚期患者在发现肿瘤时已有明显消瘦、食欲下降。重症患者多因发生肝内转移、门静脉内癌栓及严重的肝硬化等而失去手术时机;有的患者经手术或介入治疗效果不佳;有的患者体质弱,不能耐受手术及大剂量化疗。

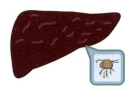

以上所述各类患者都适合采用聚焦超声消融治疗。

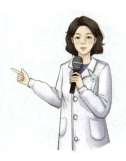

聚焦超声消融治疗可精准地将超声波聚焦于肝脏肿瘤,能量得到数千倍放大,所产生的高温和超声空化治疗效应,使肿瘤组织遭到破坏,瞬间失去生长、扩大和转移的能力,最终被机体吸收。

研究表明

在充分准备后,聚焦超声消融治疗原发性肝癌的疗效确切,可以减小肿瘤体积,缓解肝区疼痛,肝癌的肿瘤标志物血清甲胎蛋白(α-fetoprotein, AFP)逐渐下降。

聚焦超声消融术可以减轻肿瘤对机体抗肿瘤免疫功能的负向作用,从而有利于患者免疫功能的恢复,改善患者预后。尤其对无法手术的晚期肝癌患者,聚焦超声消融术可以消融部分肿瘤组织,减轻患者的癌痛程度,提升生活质量。

48 肝脏多发性转移瘤

恶性肿瘤的转移特别容易发生在肝脏这个脏器。转移瘤多不适合进行手术,而且这个时期的患者体质很差,往往不能承受手术的创伤。

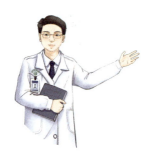

聚焦超声消融这种非侵入式局部消融疗法,非常适合肝脏多发性转移瘤。理论上,只要能建立良好的超声波通道,所有的肝脏肿瘤都可以进行局部消融治疗。它的能量传输具有无创性,治疗无需物理性穿透肝脏,保证了安全。

聚焦超声消融术对任意大小和形状的肝脏肿瘤都能进行治疗,并且没有辐射,可以进行多次治疗,治疗后也没有严重的副作用。

临床实践研究发现,聚焦超声消融联合放化疗治疗组的疗效明显比单纯放化疗组的要好。

原因有以下两方面:

一是 聚焦超声消融治疗的热效应能改变药物动力学,使肿瘤微血管通道闭合,延缓了药物清除时间,起到对化疗药物的增敏作用。

二是 化疗药物能杀死聚焦超声消融治疗靶区外的肿瘤细胞,加之消融治疗后肿瘤的稳定性遭到破坏,化疗药物更容易进入肿瘤细胞,产生疗效并抑制肿瘤细胞的损伤修复。

第四章 黑暗中的一支火炬

前列腺癌 49

前列腺癌是男性泌尿系统中最常见的恶性肿瘤之一，55岁以后发病率逐渐升高，高峰发病年龄在70～80岁。

早期的前列腺癌症状不明显，常容易被忽视。因此临床上进展期前列腺癌多见，手术最常见的并发症有尿失禁和性功能障碍。

目前广泛用内分泌及放疗等方法联合治疗，但效果不理想。

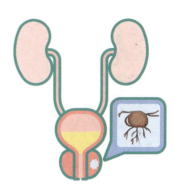

聚焦超声消融术可以安全、有效地治疗前列腺癌。

治疗中前列腺癌组织的温度升高，使癌组织瞬间发生凝固性坏死。与此同时，还能确保前列腺外部的正常组织结构不受损伤，理论上降低了尿失禁和性功能障碍等并发症的发生率，提高了患者的生活质量。

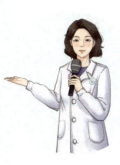

"隔山打瘤" 无形刀
漫话聚焦超声消融术

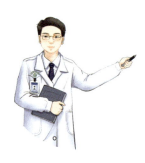

现在临床上多采用全腺体消融、半腺体消融和局部腺体消融3种方式来治疗前列腺癌。临床工作中发现，聚焦超声消融术特别适用于局部低危前列腺癌。曾有临床研究中心对一批局限性前列腺癌患者行局部聚焦超声消融治疗后随访，3年后行穿刺活检，经统计90%的患者没有复发。

聚焦超声消融术对放疗后局部复发的前列腺癌挽救性治疗的效果也不错。有研究者对放疗后复发的前列腺癌患者进行聚焦超声消融术治疗，术后74%的前列腺活检为"没有发现癌细胞"，7年总生存率达72%以上，5年无生化复发生存率为49%。

第四章 黑暗中的一支火炬

生活案例

赵阿叔退休后，随着年龄增长，身体开始出现各种状况，特别是小便不畅，尿不尽，严重时排尿困难，严重影响生活。后来，他被诊断为前列腺癌。听到这个消息后，赵阿叔一蹶不振。

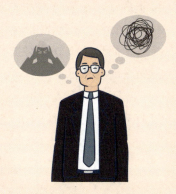

医生为他和他的家人耐心介绍和对比了多种治疗方案。

因为年纪大、心肺功能不好，他自己也接受不了手术切除后的疼痛，最终决定尝试磁波刀这一无创、安全的新型治疗方式。

赵阿叔采用的磁波刀就是磁共振引导的经直肠聚焦超声消融技术。医生根据赵阿叔的情况制订了具体的治疗方案。在磁共振监控下，医生能清晰地看到前列腺及周围结构，在保护正常组织的前提下，精准有效地消融了前列腺癌组织，保护了尿道，极大地降低了尿失禁和性功能障碍发生的概率。

"隔山打瘤"无形刀
漫话聚焦超声消融术

治疗后,赵阿叔的症状得到明显改善,身体也恢复得非常好,生活质量大大提高。精气神越来越好的赵阿叔十分感慨,说当时根本没指望治疗后能有这么显著的疗效,而且还很好地保护了基本功能,生活还能恢复到得病之前的状态。

赵阿叔的家人也非常开心,感叹这种非侵入、无辐射的治疗方式,对体弱的老年前列腺癌患者这么友好。

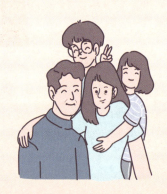

第四章 黑暗中的一支火炬

乳腺癌 50

乳腺癌的治疗方法中,手术为首选,但乳腺切除加淋巴结清扫后的手术瘢痕会给患者的身体及心理带来巨大影响。

聚焦超声消融术治疗乳腺癌的疗效确切。该方法能在靶区内引起癌组织发生凝固性坏死,坏死范围达乳腺癌包块边缘外1厘米,确保靶区外无癌组织残留。此外,同侧腋窝淋巴结反应性增生明显,表明免疫功能也得到了显著增强。

聚焦超声消融术不仅通过高强度超声波的热效应直接杀死癌细胞,还可以使局部周围淋巴管完全封闭,阻断淋巴转移的通路;同时,可以封闭病灶的供血血管,使癌细胞失去营养供应,减少了癌细胞血液转移的机会。由于乳腺癌病灶位置表浅,超声波在穿透组织时的能量衰减少,更容易消融病灶。

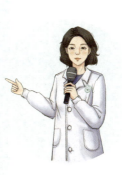

聚焦超声消融术联合全身化疗,可以最大限度地杀死癌细胞,减少转移,提高肿瘤的治愈率。临床有这样的具体案例:在聚焦超声消融治疗后1~2周行乳腺癌根治手术,手术切除标本可见靶区分界明显,完全覆盖肿瘤,靶区内组织呈现灰白色凝固性坏死。

> "隔山打瘤"无形刀
> 漫话聚焦超声消融术

　　由此可见,乳腺癌患者在手术前行化疗联合聚焦超声消融术,不仅能在术前最大限度地杀灭癌细胞,减少肿瘤转移机会,还可以显著减小手术切除的范围。

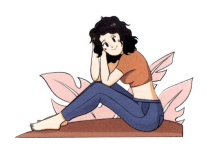

　　一些年龄较大且身体条件差的患者,虽然肿瘤处于早期,有手术机会,但是不能耐受手术或麻醉;还有一些年轻女性,肿块不大且有非常强烈的保乳意愿,甚至不想让乳房留疤,这些患者都可以选择聚焦超声消融治疗。

第四章 黑暗中的一支火炬

生活案例

梁阿婆60多岁，12年前被诊断出乳腺癌。当时她的身体条件不允许进行开刀手术，她和家人到处打听不开刀的保乳治疗方法。功夫不负有心人，梁阿婆终于找到并选择了聚焦超声消融术。

术后家人都很担心，毕竟聚焦超声消融术当时还是一种新技术，选择这种保乳治疗的人还不多。"会不会做得不干净""是不是容易导致乳腺癌复发"梁阿婆及家人术后一度忐忑不安。随着时间的流逝，后面就越来越放松了。治疗后随访了10余年，都没有肿瘤复发再生长的迹象。因为不用开刀，梁阿婆精神愉悦，生活质量很高。

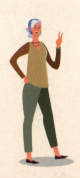

12年后，梁阿婆发现乳腺又出现了新的肿块，她毫不犹豫地再次选择聚焦超声消融术。再次成功保乳后，她激动地拉着医生不停地道谢，感谢医护人员的专业精神和人文关怀，感谢医学技术的不断进步，帮助她消除痛苦，让她看到希望……

51 肾癌

切除肾脏肿瘤有很多方法，聚焦超声消融术是其中一种。

早期肾癌通过手术切除就可以治愈。如果已经不是早期，术后需要做基因检测后再视情况做其他治疗。

由于肾周脂肪及出现在声通道中的肋骨会使超声波衰减，影响聚焦效能，加之肾癌病灶血液供应丰富，聚焦超声消融治疗肾癌有一定难度。

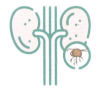

一般来说，聚焦超声消融术对大多数肾癌病例仅能做到部分消融。但研究表明，聚焦超声消融治疗后患者的抗肿瘤免疫力得以提高。消融后坏死的肿瘤组织作为"瘤苗"，激活了人体的抗肿瘤细胞免疫，有利于对局部恶性肿瘤的破坏。这一定程度上可以解释为什么聚焦超声消融术仅消融了部分癌组织，仍能起到延长患者生存期的效果。

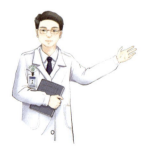

值得一提的是,移植肾的新发肿瘤由于没有肋骨及肾周脂肪的影响,聚焦超声消融治疗容易取得满意效果。

总之,聚焦超声消融术为肾癌的无创治疗提供了一种新的选择,具有非常大的潜力。随着技术设备的不断改进,治疗方案的优化,以及更多临床应用和长期疗效的随访研究,聚焦超声消融术有望成为更加安全有效、副作用更小的肾癌治疗手段。

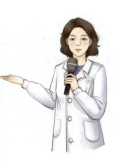

52 骨转移瘤骨痛

骨肿瘤一般采取以手术为主的综合治疗,而骨转移瘤往往失去了手术机会,通常以姑息疗法为主。

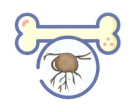

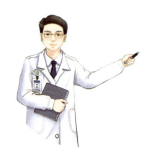

聚焦超声消融术对于骨转移瘤骨痛的缓解疗效确切。

聚焦超声能量对转移骨病灶的热消融,使局部肿瘤组织毁损,同时破坏病变骨局部骨膜上分布的神经末梢。如此"一箭双雕",同时达到杀伤肿瘤和缓解疼痛的目的。

研究显示,聚焦超声消融治疗骨肿瘤3个月后72%的患者疼痛显著改善,67%的患者减少了阿片类药物的使用,治疗中和治疗后均未出现明显副作用。

这些临床数据表明,聚焦超声消融治疗对抑制骨转移瘤患者的癌性疼痛具有安全、明显、快速且持续的疗效。

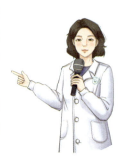

恶性骨肿瘤 53

恶性骨肿瘤治愈率很低,患者面对的往往是截肢、死亡。无论是哪种,代价都是巨大的。无法手术的患者还要每日每夜忍受癌痛的折磨。

恶性骨肿瘤的主要病理改变是骨质破坏及肿瘤骨的形成,后者是一种不成熟的骨样组织。这些病理变化使骨的物理性质发生变化,对超声波的衰减明显减少,有利于特定超声波的穿透,这是聚焦超声消融治疗恶性骨肿瘤的病理基础。

传统观念认为,超声波不能穿透骨组织,因此不可能在骨组织内聚积足够消融肿瘤的超声能量。然而,在肿瘤导致骨皮质部分或完全破坏的情况下,治疗超声波可以穿透骨皮质并聚焦于骨髓腔,使病灶破坏并形成凝固性坏死,实现肿瘤完全消融。

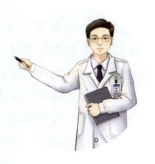

治疗恶性骨肿瘤,采用单纯聚焦超声消融治疗或辅以化疗,结果显示:体内肿瘤被原位灭活,骨肿瘤的可见瘤体缩小,治疗区出现坏死灶。

聚焦超声消融术与传统手术相比,最大优点是保留肢体,通过灭活肿瘤骨段进行重建,减少了并发症的发生。目前,该技术已经逐渐应用于临床并取得了较好的疗效。

54 侵袭性纤维瘤

侵袭性纤维瘤是一种非常少见的软组织肿瘤。它虽然是低度恶性肿瘤，但肿瘤在正常组织中浸润性生长，因手术无法完全切除而极易复发，多次复发后侵袭能力更强。目前，全身化疗和靶向药物治疗等对该病的疗效有限。

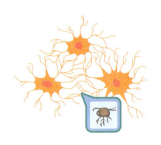

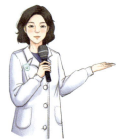

侵袭性纤维瘤以纤维组织成分为主，超声能量易聚积，所以聚焦超声消融术是一种非常有前景的局部治疗手段，其安全性和有效性均较高。

根据解剖部位不同，侵袭性纤维瘤分为腹内型、腹壁型及腹外型。其中腹外型较多见，常发生于四肢、背部及臀部等处。

聚焦超声消融术对各型侵袭性纤维瘤，以及外科手术治疗后复发的纤维瘤均适用。经聚焦超声消融术治疗，可以使肿瘤体积缩小，减少复发率，并使腹痛、腹胀等症状得到缓解。

目前，聚焦超声消融术仅作为复发的侵袭性纤维瘤病灶的姑息治疗手段，而非临床一线治疗选择。随着技术、设备的不断改进，治疗方案的优化，聚焦超声消融术有望成为侵袭性纤维瘤患者可选择的一线治疗方法。

恶性肿瘤淋巴结转移 55

聚焦超声消融术对于腹盆腔、腹膜后的转移性淋巴结疗效不错。

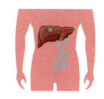

转移性淋巴结如果发病部位多,不适合手术切除,以往只能放、化疗或姑息治疗。聚焦超声消融术作为一种新的治疗选择,可以实现使淋巴结体积缩小,缓解瘤体压迫(尤其是对腹膜后神经丛)引起的疼痛等不适症状。

在治疗过程中,超声波能量精确聚焦到淋巴结,使其内部瞬间产生高温而发生凝固性坏死,破坏肿瘤转移淋巴结的细胞结构和活性,实现精准治疗。

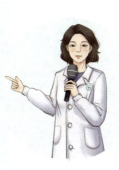

转移性淋巴结通常沿血管分布,研究表明聚焦超声一般不损伤大血管,所以治疗比较安全。

总之,聚焦超声消融术具有无需麻醉、无侵入性、精确度高、对大血管无损伤等特点,是腹膜后等深部位置转移性淋巴结治疗的一种有效方法。

第五章

未来可期

聚焦超声消融术的应用前景

"隔山打瘤"无形刀
漫话聚焦超声消融术

56 聚焦超声消融术可以远程治疗吗?

聚焦超声肿瘤治疗系统是一种高度数字化的医疗设备,与 5G 结合具有"先天优势"。超声消融手术操作医生可以通过大宽带低时延（≤ 20 毫秒）的高速 5G 网络进行聚焦超声远程手术。

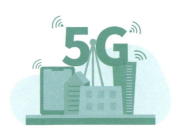

聚焦超声消融治疗设备采用 5G 远程超声影像实时引导,控制台与治疗床之间用高速线缆进行通信控制,医生通过计算机远程控制治疗探头,整个治疗过程中医生与患者无需见面就能实现无障碍实时沟通。

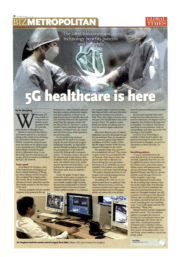

5G 远程手术的实施和推广,将加速推进互联网医疗的发展。

未来数字化医疗的实景应用,让专家在自己医院办公室或治疗室即可参与外地患者的诊断并完成治疗,极大地提高了医疗工作的效率。

对患者而言,不离开当地的医院就可以便捷地享受到顶级专家的诊疗服务。5G 远程手术无疑在医生和患者之间构建起了一座无形的桥梁,打破了空间限制,在让更多人平等享受优质医疗资源的同时,大大节省了患者的就医成本（包括交通费、住宿费等）,这对医疗扶贫工作意义重大。

生活案例

3年前邹女士患了多发性子宫肌瘤，她感觉月经周期和月经量没受太大影响，所以一直定期随访观察，未做特殊处理。但近1年来B超随访提示肌瘤较前期增长速度明显加快，于是她开始琢磨着需要接受治疗。恰好身边同样患多发性子宫肌瘤的朋友在上海市浦西一家医院用聚焦超声消融术获得了很不错的治疗效果，所以她也决定选择这种不损伤身体、恢复快的治疗技术。

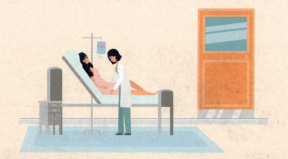

2019年10月，邹女士住进了上海市浦西的这家医院，治疗团队邀请她进行一项具有划时代意义的项目——5G聚焦超声消融远程手术。治疗团队耐心仔细地给她介绍了聚焦超声消融肿瘤治疗系统的特点和优势，同时也做了备用方案，给她吃了"定心丸"。

"隔山打瘤"无形刀
漫话聚焦超声消融术

邹女士带着一种忐忑又兴奋的心情和治疗团队一同迎接这个在上海进行的世界首例5G聚焦超声远程手术。

邹女士躺在浦西这家医院的治疗床上,实际进行手术操作的医生则是身处黄浦江东岸的上海国际医学中心,通过5G技术实时传输操作信号,为30千米外的邹女士进行远程精准消融治疗。

整个手术持续52分钟,中间没有任何卡顿和延迟,邹女士的子宫肌瘤得以成功消融,手术非常成功。邹女士觉得这件事情太有意义了,众多新闻媒体和她一起见证了这一创新时刻。

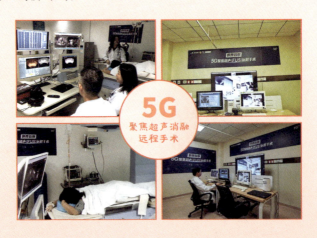

聚焦超声治疗可以助孕吗？ 57

不同于常规的手术方式，聚焦超声治疗具有无需麻醉、非侵入性、无药物不良反应、无术后并发症、不影响妊娠等优势，被誉为"绿色疗法"。

聚焦超声消融术主要产生机械效应、热效应和空化效应。

当低功率聚焦超声作用于靶区，温度保持在43℃及以下且持续时间少于18分钟时，不会出现热消融效应和空化效应，而以机械效应为主。这种机械效应是指声强超过某一阈值时，介质质点的振幅超过生物组织的弹性极限，促使生物组织微结构产生变化。

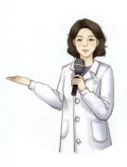

在通过聚焦超声消融治疗子宫肌瘤的临床病例中发现，治疗后肌瘤逐渐缩小，子宫解剖结构及宫腔环境恢复正常，这对于子宫肌瘤患者的生育能力有一定程度的改善作用。

临床研究还发现，聚焦超声的机械效应可以刺激卵巢，唤醒"沉睡"的卵泡，使其焕发活力，同时改善机体内分泌，增加雌激素水平，对提高女性生育能力产生积极影响。

目前，医学界也正在深入研究和验证低强度聚焦超声治疗难治性排卵障碍和多囊卵巢综合征等方面的确切治疗效果。

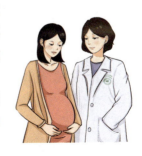

"隔山打瘤" 无形刀
漫话聚焦超声消融术

58 聚焦超声消融术可以治疗特发性震颤吗？

由于无创且精准，聚焦超声消融术在治疗神经系统疾病方面具有先天优势，使得磁共振成像引导下的聚焦超声消融成为目前的研究热点。

利用聚焦超声消融治疗功能性神经疾病，如特发性震颤、帕金森病等，在美国、欧洲、日本、俄罗斯等国家和地区已获得临床批准。

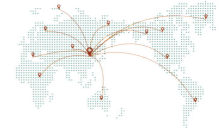

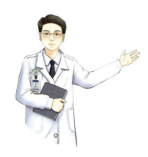

聚焦超声消融术可对组织产生消融作用，不同频率声波的消融机制不同（如温度和超声空化的消融）。

治疗特发性震颤通常采用中等频率，该频率所产生的热效应可使病灶组织消融，当温度达到 56℃以上并维持 2 秒即可使组织细胞发生不可逆性坏死。

震颤性疾病均与小脑－丘脑－皮质运动环路功能异常有关，相应地，治疗就是破坏环路中的靶点，通常选择丘脑毁损靶点。治疗后，患者原先震颤的肢体能够立竿见影地不再震颤，恢复正常。

此外，磁共振引导聚焦超声消融还可用于周围神经性疼痛，如小关节性背痛、三叉神经痛等。这类治疗也已在欧洲、俄罗斯等国家和地区获得临床批准。

生活案例

吴阿婆原本是"全能外婆",精心照顾家中孩子们的起居生活,是家中的坚实后盾。如今,她却因患帕金森病,影响正常行动,走路经常摔跤。吴阿婆尝试多种药物治疗后仍不见好转,令她十分沮丧,担心自己成了家里的累赘。

在了解到有种新的无创治疗方式能安全有效地缓解震颤症状后,吴阿婆在家人们的鼓励下,决定试一试。

医护团队根据阿婆的情况制订了治疗计划。治疗过程中,先通过磁共振精准定位治疗靶点,然后使用高强度聚焦超声消融病灶。治疗全程没有麻醉,吴阿婆还能与医生互动沟通,及时向医生反馈实时治疗体验,以便医生做出精准判断。

经过几个小时的治疗,吴阿婆的震颤症状得到了肉眼可见的缓解。

如今,吴阿婆的笑容又回来了,"全能外婆"正式回归。吴阿婆和家人们曾经的焦虑都在先进技术的帮助下烟消云散,生活又重新回到了健康有序的轨道上。

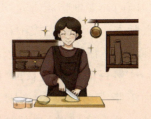

"隔山打瘤"无形刀
漫话聚焦超声消融术

59 聚焦超声消融术可以用于减肥吗？

减肥手术治疗中，吸脂术及溶脂术是减少脂肪组织细胞的主要方法。

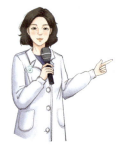

聚焦超声消融治疗是溶脂术中的一种。它是用超声波定点辐照人体脂肪组织，通过机械效应和热效应破坏并"杀死"脂肪细胞，"死亡"的脂肪细胞促进人体愈合反应，吸引巨噬细胞系统吞噬脂类及细胞残骸，并将其运离治疗区，达到减少局部脂肪堆积的作用。

同时，治疗区炎症细胞及成纤维细胞诱导变性胶原蛋白形成新的胶原蛋白，使治疗区的皮肤变得紧致。

国内外多项临床研究均表明，聚焦超声溶脂是一种安全、有效的去脂方法，受试者腹围在短期内均有明显缩小，且具有不开刀、不麻醉、不住院及并发症较少等优点。

虽然目前还缺乏长期疗效随访，但聚焦超声溶脂术必将成为应用广泛的减肥、塑形方法，甚至在辅助治疗肥胖相关内科疾病方面也能发挥重要作用。

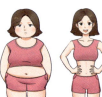

第五章 未来可期

聚焦超声消融术未来还可以应用到哪些方面? 60

聚焦超声消融术提供了一种新型无创治疗模式,其安全性、有效性和患者依从性正得到越来越广泛的认可。随着声学、电子工程学、医学等领域的不断创新与发展,肿瘤超声治疗在设备更新、人工智能融合、治疗机制研究、临床适应证拓展等方面不断取得新进展和突破。受益于这些创新,肿瘤患者的生命健康权益将得到更好的保障。

在恶性肿瘤免疫治疗方面的应用

肿瘤超声治疗是一种结合超声波声学特性对肿瘤病灶进行直接与间接治疗的交叉学科技术。聚焦超声消融治疗可以激活机体免疫系统,提高肿瘤免疫治疗的疗效。未来,它可以与肿瘤免疫治疗结合,以提高肿瘤治疗效果。肿瘤超声治疗为肿瘤患者和临床医生提供更多微创、无创的治疗方案选择,也将逐渐改变肿瘤患者的生存现状。需要注意的是,尽管聚焦超声消融治疗具有众多优点和应用前景,但并非所有肿瘤都适合这种治疗方法。在未来应用中,需要充分评估和诊断,确定最佳治疗方案,并注意预防及处理不良反应和并发症。

在癌痛治疗方面的应用

目前,癌痛治疗多采用影像引导下的微创方式,如区域神经阻滞和神经毁损,以达到止痛效果。聚焦超声在无创治疗肿瘤时,不仅能使肿瘤组织发生凝固性坏死和逐渐缩小,减轻肿瘤占位和压迫神经引起的疼痛,还能损毁或封闭肿瘤周边神经丛,短时间内降低患者的疼痛程度。进一步的临床研究将聚焦超声用于治疗神经性疼

"隔山打瘤"无形刀
漫话聚焦超声消融术

痛,通过以下两种机制:一是精确消融靶点,如对丘脑中央外侧核后部进行直径 3～4 mm 的聚焦超声热消融,以获得疼痛缓解;另一种是利用神经调节减少对刺激的反应,从而减轻痛觉。

关于聚焦超声设备研发扩展的临床应用

聚焦超声消融治疗系统不断进行迭代研发,朝着定位追踪消融的目标发展。通过准确定位肿瘤滋养动脉和适形靶区的立体覆盖,阻断肿瘤滋养动脉,可实现靶向消融,有效缩短治疗时间并提升能量效率。新研发的设备利用相控聚焦的快速扫描特性,可以精准控制体内靶区热敏脂质体的药物释放,实现药物释放范围大、可靠性强,从而提高药物治疗效果。

最近,国外研究者设计出了一种监视与治疗两用的超声换能器。该设备利用 1 MHz 的超声监视器来引导无需微泡介导的基于脉冲聚焦超声,使用低占空比和中等强度的短声脉冲来无创地施加机械应力或引起组织破坏,为无微泡介导的肿瘤声空化相关治疗提供了一种新的可能途径。

无创、安全高效、临床满意的疗效是未来治疗方式的发展趋势。聚焦超声治疗技术与临床应用还需要不断地拓展与完善,主要体现在治疗原理的突破、设备的更新与优化、治疗剂量学的深入研究、临床适应证的拓展、治疗相关并发症的防范等方面,这需要多学科共同努力。

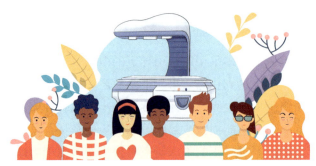

图书在版编目(CIP)数据

"隔山打瘤"无形刀:漫话聚焦超声消融术/杨利霞,许永华主编.—上海:复旦大学出版社,2024.6
ISBN 978-7-309-17205-8

Ⅰ.①隔… Ⅱ.①杨… ②许… Ⅲ.①肿瘤-超声波疗法-导管消融术 Ⅳ.①R730.59

中国国家版本馆 CIP 数据核字(2024)第 020624 号

"隔山打瘤"无形刀:漫话聚焦超声消融术
杨利霞　许永华　主编
责任编辑/肖　芬

复旦大学出版社有限公司出版发行
上海市国权路 579 号　邮编:200433
网址:fupnet@fudanpress.com　http://www.fudanpress.com
门市零售:86-21-65102580　团体订购:86-21-65104505
出版部电话:86-21-65642845
上海丽佳制版印刷有限公司

开本 890 毫米×1240 毫米　1/32　印张 4.125　字数 107 千字
2024 年 6 月第 1 版
2024 年 6 月第 1 版第 1 次印刷

ISBN 978-7-309-17205-8/R·2077
定价:39.00 元

如有印装质量问题,请向复旦大学出版社有限公司出版部调换。
版权所有　侵权必究